飛び出

ース！

亀井紗織
KAMEI SAORI

幻冬舎
MC

はじめに

２０２０年5月のある日、私にとって生涯忘れられない患者さんが静かに天国へと旅立ちました。「チミちゃん」の愛称で親しまれていた彼女は、私が自社の老人ホームで看取った患者さんです。チミちゃんと出会って5年間、私は彼女への看護を通して病院勤め時代には分からなかった看護の本質を教えてもらいました。

日本の医療の質はトップレベルで、これは世界に誇る素晴らしいことです。しかしその一方で、病院で提供される医療が患者さんの幸せには繋がっていない現状があると思います。なぜなら限られた医療資源で一人でも多くの患者さんを治療するために、医療はどんどん標準化されて、患者一人ひとりをかけがえのない個人として扱うことができなくなっているからです。医療費抑制のための診療報酬改定は繰り返され、それにも常に振り回され、患者本位になれない制度上の問題もあると思います。病院にはいくつもの厳格なルールがあり、医療従事者はそのルールにがんじがらめになっているのです。

私も以前は病院のなかで働く看護師の一人でした。1987年、21歳のときに300床規模の救命救急病院へ入職し、さまざまな病院で勤務してきた、いわば「病院生まれの病院育ち」です。そんな私が働きながら常に感じていたのは、病院とは看護の独自性をつぶしてしまいかねない場であるということです。病院では運営方針に則ったクリニカルパスに従って行動することが求められますし、医師を頂点とした厳然たるヒエラルキーも存在します。どんなに自分が患者さんに寄り添い、できる限りの看護を提供しようと思っても、大きな組織の一員として働く看護師は、何よりもまず病院のルールに則り、医師の指示に従わなくてはなりません。そこでは看護師自身の意思や創意工夫が活かされにくいのです。

丹念に対話し、病気とともに歩むこれからの生活を一緒に考える必要があるのに、こんな短期間の医療処置だけで自宅へ戻せば患者さんはまた入退院を繰り返す……、自分は看護の役割を果たしていないんじゃないか……。思うだけで何もできない環境にジレンマを抱えていた私は、理想の看護を追求するために、2012年に病院から飛び出しました。そして紆余曲折の末、理想を貫き通すなら自ら組織をつくるしかないという結論に至り看護で起業することを決めました。今は地域で療養する患者さんを対象に、訪問看護ステーションのほか、看護師のみで運営する重症・重度要介護者向け有料老人ホームも運営しています。

冒頭のチミちゃんのお話を少し。もともとは自宅でご家族と暮らしていましたが、認知症の進行がご家族の介護放棄に繋がり、小さな部屋に閉じ込められ、失禁も放置され、食事だけ与えられている状態で地元の民生委員に保護された方です。グループホームに入所しましたがそこで褥瘡が悪化し、患部の感染から持病だった心不全が悪化し、危篤状態となりました。

当時94歳だったチミちゃんに対し、担当医は治療の対象ではなく看取りを待つだけだと判断しました。しかし、そのグループホームに医療連携で関わっていた私は、自分たちならまだできることがあると確信し、彼女を自社老人ホームで受け入れたいと申し出たのです。

当初、彼女の容態は予断を許さない状況でした。私は毎日寝ずの番をしながら6時間おきに褥瘡の洗浄や点滴の管理を行い、「苦しくない?」「痛くない?」と常に声掛けをし、持てる時間の全てをチミちゃんに捧げました。彼女は何度も死の淵を彷徨いましたが、必死でケアするとそのたびに戻ってきてくれました。心不全は軽快し、8カ月後には褥瘡が治りました。

私がベッドサイドに立つと、重度の認知症で言葉が出ないチミちゃんでしたが、「う〜う〜う」「あ〜あ?」など「チミちゃん語」とも呼べるような独特の発声を聞かせてくれるようになりました。ほかのスタッフのときには何も言いません。私は彼女が「おかえり、どこへ行ってたの?」と懸命に伝えているように感じ、いつまでも彼女と一緒にいたいと思うようになったのです。

こうして彼女と過ごす日々が長くなり、思い入れが強くなればなるほど、容態の悪いときに彼女に処置を施すのが怖くなり「今この気管吸引が彼女の呼吸を止めてしまうかもしれない!」と思うと手が震えるようになりました。どんな命の瀬戸際だって冷静に処置をこなしてきた現場のたたき上げの私です。そんな自分の手が震えるなんて信じられない思いでした。チミちゃんに生命の尊さと、思い入れが人を何度も蘇らせるということを教えられた私は、もう作業的な看護はできなくなっていたのです。
　患者さんの心と身体に寄り添い、その人がもつ生きる力を支える、それこそが看護師の務めです。在宅領域ではそれを思う存分発揮することが求められます。もしも私が病院で働き続けていたら、この当たり前の事実に気が付けずにいたかもしれません。

　本書では私が長年見つめてきた病院という場、そこで感じていたジレンマ、舞い上がったり奈落の底にたたき落とされたりを繰り返したジェットコースターのような職業人生、訪問看護の魅力、未来への思いなどについて語らせていただきました。病院という、専門職集団が形作る冷ややかな医療の要塞で、看護力を発揮できず息が詰まるように働いている看護師さんはいませんか？　そんな看護師仲間たちに、仕事で幸福感ＭＡＸの私から、あと一歩を踏み出す勇気と元気をお裾分けです。病院の外側で展開される豊かな看護の世界へ自由に羽ばたくきっかけになれば幸いです。

飛び出せナース！　目次

［第2章］病院看護と在宅看護どちらも経験した私が
在宅看護を一生の仕事と決めたワケ

［第1章］

在宅医療ニーズが高まるなか、看護師の7割は病院勤務超高齢社会の日本における看護の問題点

2040年に向けてニーズが高まる訪問看護

日本は超高齢社会に突入しましたが、今後も高齢者率はますます高くなることが予測されています。それに合わせて介護体制の充実を図るために法整備も進められてきました。

高齢者が増えると、自宅で過ごす高齢者を看る訪問看護の必要性も増します。1991年の老人保健法の改正によって老人訪問看護制度が創設され、1992年4月から在宅の寝たきりなどの高齢者に対して訪問看護が実施されるようになりました。さらにその後の法改正で高齢者医療の対象外の精神科の訪問看護、がんや難病の在宅療養者、障害のある療養者などに対しても訪問看護が提供できるようになり、高齢者に限らずすべての人を対象に訪問看護が診療報酬上評価されるようになったのです。

少子高齢化が進み在宅療養に対するニーズの増加に伴い訪問看護師に対するニーズも年々高まっています。厚生労働省によれば、地域によっては人口減少で外来患者数はすでに減少傾向にあるものの、在宅患者数は多くの地域で今後さらに増加が見込まれ2040年以降にピークに達すると予測されています。

図表1　就業場所別にみた就業保健師等（実人員・常勤換算数 1)）

令和2(2020)年末現在

	保健師		助産師		看護師		准看護師	
	実人員	常勤換算数	実人員	常勤換算数	実人員	常勤換算数	実人員	常勤換算数
	実人員・常勤換算数（人）							
総　数	55 595	51 405.1	37 940	34 248.4	1 280 911	1 172 014.1	284 589	246 696.0
病　院	3 559	3 329.7	23 321	22 217.2	883 715	846 036.3	101 628	93 985.3
診療所	2 301	2 088.1	8 562	7 382.9	169 343	135 240.4	92 389	76 829.4
助産所	4	3.8	2 369	1 955.6	267	218.4	68	55.6
訪問看護ステーション	307	255.0	37	28.5	62 157	53 404.2	5 347	4 327.3
介護保険施設等 2)	1 603	1 527.9	…	…	100 701	82 697.4	70 477	59 563.0
社会福祉施設	519	457.9	23	20.0	22 021	18 332.5	10 555	8 860.4
保健所	8 523	7 963.3	354	195.2	1 543	918.5	43	25.1
都道府県	1 429	1 349.3	65	59.7	2 099	1 717.1	39	27.1
市区町村	30 450	27 967.8	1 474	792.9	7 544	4 818.0	903	542.3
事業所	3 789	3 551.5	29	19.1	5 176	4 349.4	1 063	808.3
看護師等学校養成所又は研究機関	1 194	1 159.2	1 562	1 487.9	17 519	16 868.1	46	39.9
その他	1 917	1 751.6	144	89.4	8 826	7 413.8	2 031	1 632.3

注：1) 常勤換算数とは、各就業者に常勤換算率を掛けた数値を足し上げたものである。
　2)「介護保険施設等」とは、「介護老人保健施設」「介護医療院」「指定介護老人福祉施設」「居宅サービス事業所」「居宅介護支援事業所」等をいう。

図表2　就業保健師等の年次推移

各年末現在

	平成22年(2010)	24年('12)	26年('14)	28年('16)	30年('18)	令和2年('20)	対平成30年	
	実人員（人）						増減数	増減率(%)
保健師	45 028	47 279	48 452	51 280	52 955	55 595	2 640	5.0
男	582	730	936	1 137	1 352	1 598	246	18.2
女	44 446	46 549	47 516	50 143	51 603	53 997	2 394	4.6
助産師 1)	29 672	31 835	33 956	35 774	36 911	37 940	1 029	2.8
看護師	952 723	1 015 744	1 086 779	1 149 397	1 218 606	1 280 911	62 305	5.1
男	53 748	63 321	73 968	84 193	95 155	104 365	9 210	9.7
女	898 975	952 423	1 012 811	1 065 204	1 123 451	1 176 546	53 095	4.7
准看護師	368 148	357 777	340 153	323 111	304 479	284 589	△ 19 890	△ 6.5
男	23 196	23 148	22 877	22 140	21 777	20 726	△ 1 051	△ 4.8
女	344 952	334 629	317 276	300 971	282 702	263 863	△ 18 839	△ 6.7

注：1)「助産師」は、女のみ。

出典：厚生労働省「令和2年衛生行政報告例（就業医療関係者）の概況」

では、高まる在宅医療ニーズの担い手の訪問看護師が十分にいるのかといえば、残念ながらそうではありません。厚生労働省によれば2020年時点で約173・4万人の就業看護師のうち訪問看護師はわずか約6・8万人、全体の3・9%にとどまっています。一方、看護師の78%が病院・診療所で勤務しており、活躍の場が極端に偏っているのが現状なのです。

訪問看護師が増えると自宅で最期を迎えられる人が増える

高齢者の多くが最期は病院ではなく、慣れ親しんだ自宅で亡くなりたいと希望しており、2014年の厚生労働白書によれば、どこで最期を迎えたいかという問いに対し約半数が自宅としています。しかし実際には約8割が病院で亡くなっているのです。

自宅でのお看取りをご家族だけで担うのは難しく、臨終までさまざまな変化を観察し、お身体の世話をし、苦痛を緩和するなどのケアには看護師の支援が必須です。私はまだ決して多くはない自宅でのお看取りに何度も携わり、訪問看護師に対する潜在的ニーズの高

図表3　最期を迎える場所の希望と現実

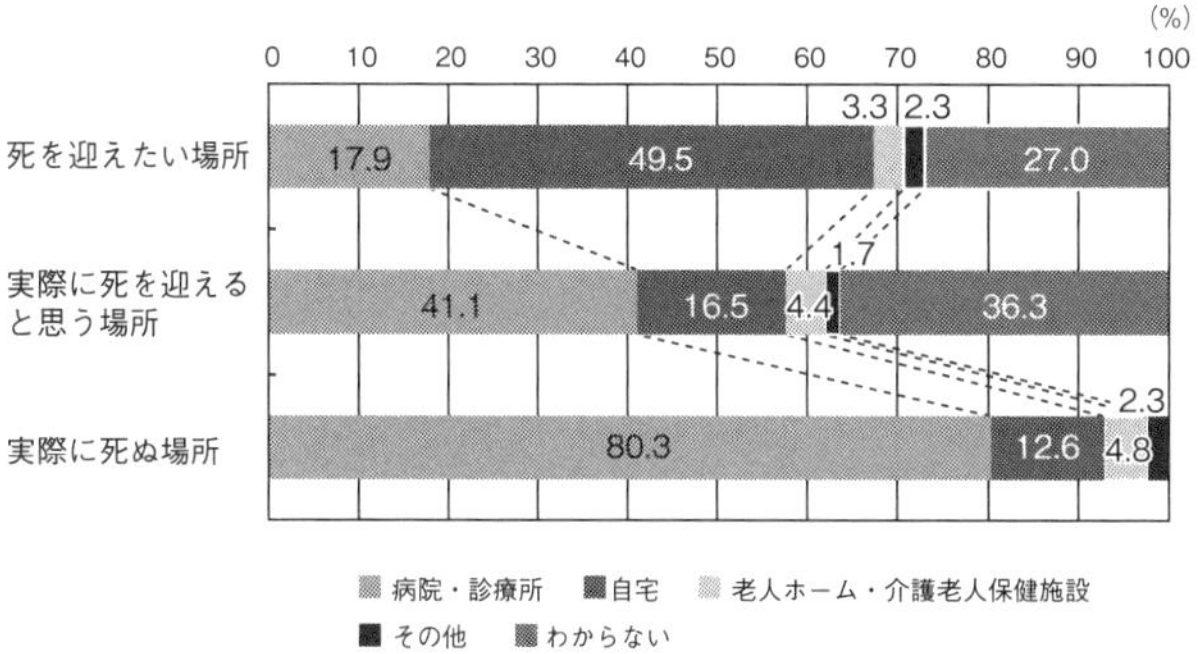

資料：厚生労働省大臣官房統計情報部「平成22年人口動態統計」及び「安心と信頼のある『ライフエンディング・ステージ』の創出に向けた普及啓発に関する研究会報告書」（経済産業省）より

出典：厚生労働省「平成26年版厚生労働白書 健康長寿社会の実現に向けて～健康・予防元年～」

さを実感してきました。

それなのに、なぜ訪問看護師は増えないのでしょうか。さまざまな原因があるとは思いますが、私は看護師自身が、病院で働くのが当たり前だという固定観念にとらわれていることが大きな要因の一つだと考えています。

現在、訪問看護師として働いている人の多くは、病院で看護師としての経験を積んだあとに視野を広げ、訪問看護を選択肢に加えた人たちです。

現在の看護教育には「地域・在宅看護論」という単元があり、人口問題や地域包括ケアシステム、訪問看護の重要性などをしっかり学びます。一昔前の教育に比べ看護の対象を広くとらえる視野が育まれており、学生時代に在宅看護に強い興味を抱く学生は一定数存在します。しかし、新卒者をはじめとする若い看護師は、訪問看護は経験豊富なベテランでなければ難しい、まずは病院勤務を選択し、スキルを磨くのが先決と教えられ、訪問看護を選ぶことを断念してしまいます。看護教育者や親御さんが名の知れた、できるだけ大きな病院に就職することを学生に勧めるため、自分の描いた理想をつぶされてしまうのです。

更にはこのように指導している教官自身が実は訪問看護のことをよく知らないままに病院を勧めているケースも少なくないのです。訪問看護は歴史が浅いため、教官たちが学生の頃は、看護教育において訪問看護の重要性は明確に位置づけられていませんでした。学生時代に訪問看護を学ぶ機会がなく、そのまま病院に入職してキャリアを築いてきた人が多いため、教育現場で訪問看護のことが十分に理解されていないのです。

小規模ステーションが多数で教育まで手が回らない現状

看護師が病院を選ぶ原因には、訪問看護事業所側の問題もあります。訪問看護事業所の多くは小規模事業所です。その数は2010年頃から右肩上がりに増えており、今や全国に約1万4000軒の事業所があります（全国訪問看護事業協会2022年度訪問看護ステーション数調査結果）。

これら訪問看護事業所の約半数は、看護師数5人以下の小規模事業所です。規模が小さければ当然のことながら、新人をゆっくり育てている余裕はなく、その結果「訪問看護は経験者でなければ働くことができない」「訪問看護ステーションでは教育してもらうことができない」といった誤解がますます広がってしまいます。実際には訪問看護ステーションでも教育体制を整えているところはありますが、多くの小規模ステーションは教育にまで手が回らないため、全体のイメージとして訪問看護ステーションは教育ができないと見られてしまっているのです。

図表4　指定訪問看護ステーション数（全国）

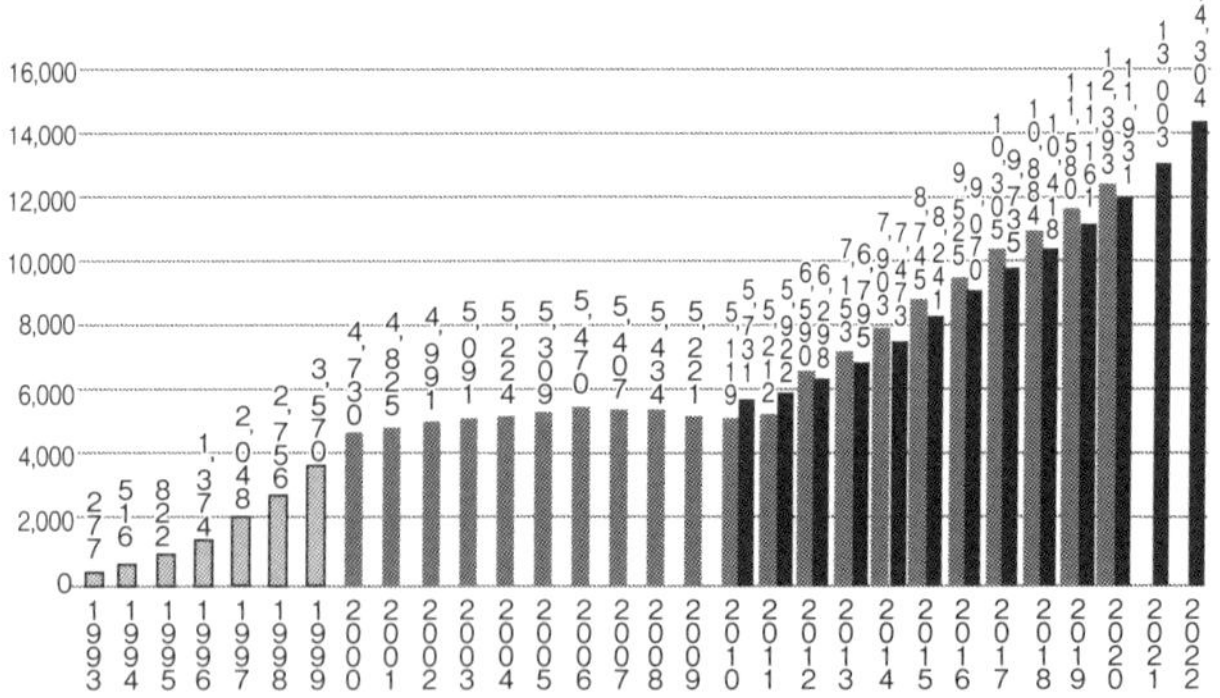

：1993 年～ 1999 年　訪問看護実態調査（厚生労働省統計情報部）
：2000 年～ 2020 年　介護サービス施設・事業所調査（厚生労働省統計情報部）
：2010 年～ 2022 年　訪問看護ステーション数調査（全国訪問看護事業協会）

出典：一般社団法人全国訪問看護事業協会「令和４年度　訪問看護ステーション数調査結果」

診療の補助とルーティンワークがすべてを支配する病院看護

看護師が病院に集中し過ぎている現在の状況は、さまざまな弊害を生み出しています。その一つは、病院のなかだけで働いていると、看護の視点が病院内で完結してしまい、つい目の前にいる患者さんの様子がその人の全てだと錯覚してしまうことです。しかし、病院は患者さんの長い人生のうち、健康レベルが極端に低下したわずかな期間を過ごす場所に過ぎません。高度な医療を集中的に提供はしますが、療養生活のほとんどは病院以外の場所、つまり地域で行われているのです。

よく考えてみれば当たり前の話なのですが、意外なことに病院のなかでずっと働いているとこうした視点が抜け落ちてしまうことがあります。そのため病院を出たあとに、患者さんが在宅でどのような療養生活を送っていくのかについて想像力が働かなくなってしまうのです。


病院で働く看護師がルールに縛られて大切なことが見えなくなっていると感じたエピソードがあります。キャリア中盤でケアマネジャーの仕事を経験してから、また病院の看護師に戻った頃の話です。70代の女性が外出中転倒して、私が当時在籍していた整形外科外来に飛び込みで受診をされました。右手首を骨折されており、ギプスを巻いて帰宅することになりました。急に右手を使えない状態になったのですから、生活に色々な支障が生じることは容易に想像できました。生活状況を尋ねると、独身の息子さんと二人暮らしで、息子さんは日中留守で出張も多く、この女性が日常の家事をこなしていたのだと言います。

話を聞いた私は、この方には生活の支援が必要だと判断し、ご本人の了承を得てその場ですぐに初めて介護保険サービスを利用するときの相談先である地域包括支援センターに電話をし、患者さん宅を訪問して適切な支援策を整えてくれるように頼みました。

すると同じ部署の看護師から大批判を受けたのです。その内容は、私が診察室を離れ時間をかけて患者さんの話を聞いたこと、病院の電話を使って勝手に外部の機関に電話をしたことでした。実際にかかった時間は15分程度でしたが、私はすぐに患者さんが困っていたことを伝えて、それを解決するために必要な対応だったと説明しました。しかし同僚の怒りは収まりません。何よりも通常業務の流れを乱したことが許せないというのです。

患者さんの困りごとをキャッチして、それを解決する社会資源に繋げることまでが看護師本来の役割なのです。

ところが、現状では病院の看護師でそこまで思い至って行動に移せる人材はごくわずかです。なぜなら最優先の仕事は病院のなかで診療の補助に当たることであり、地域に戻ってからのことは自分たちの仕事ではないと考えていたり、病院のルールにがんじがらめになり、規定にない行動を取ってはいけないと思い込んだりしているからです。

1億総慢性疾患時代の日本に求められる看護とは

また病院では目の前の医療に意識が集中しがちなため、本来なら看護師の職能や知識をもって気がつかねばならない、病院を出たあとの患者さんの健康維持にまで思い至りません。さらに自院を取り巻く地域の医療資源・福祉資源を理解し、連携することを勧める教育が、全ての看護師に対してまだまだ遅れています。そのため入院患者さんの退院後や外来患者さんの自宅での様子が気になったとしても、どこに繋げばいいのか分からないのです。それらを思案する以前に、医師の一声による安易な転院というパターンも多く、高齢患者さんならばそれが廃用性障害を助長し、もともとの住まいに帰れなくなるということが繰り返されています。病院と地域の連携不足が必要な支援の遅れに繋がり、疾病の重度化、入退院の繰り返し、介護度の重度化という結果を招いているのです。

病院は専門知識をもつ人材がそろい、高度な医療設備や検査機器も整っています。しかし、高度な治療を受けたとして、きれいさっぱり医療と無縁になる人などほとんどいません。多くの場合、急性期の治療を終えたあとは生活の場に戻り、定期受診と自己管理による療養を継続していきます。日本は今、1億総慢性疾患時代と呼ばれるほど慢性疾患が多い国になっています。慢性疾患患者さんであればなおさら、地域での長い療養生活が必要になります。病院にいるときだけ検査や投薬を含むさまざまな医療の提供を行って、あとは放ったらかしというのでは、疾病の重度化、要介護状態への移行は予防できません。

このように考えていけば、病院の外にこそ看護を必要とする患者さんが多数存在するということをご理解いただけると思います。しかし実際には多くの看護師が病院の中にぎゅうぎゅう詰めに押し込まれているのです。これほどおかしな話はありません。

本来であれば患者さんにとって最も身近な場所である地域で看護師が活躍し、患者さんの生活や仕事、家庭での様子などについてきめ細かく相談に乗りながら、患者さんの自己管理をサポートしていいと思うのです。超少子高齢社会のなかで、未病や予防医療への取り組みの重要性は増しています。どんな病気であっても軽症のうちに治療したほうがかかる医療費も小さくて済みますし、入院期間も短くて済むだけでなく、何よりも患者さん本人の心理的、経済的負担が少なくて済みます。

看護師は患者さんの疾病予防にこそ力を発揮できる重要な仕事

看護師は医師の診療の補助だけでなく、健康の維持増進、疾病予防、重度化防止にこそ大きな力を発揮することができます。それは日々の食事、排泄、清潔、運動、睡眠などをより健康な状態に向けて整え、やがては患者さんや家族がセルフケア能力を高めていけるようにする力です。それができるのは、個々の生活の場に出向き、そこに密着して良好な関係を築きつつ、その人の暮らし向きに合わせた療養方法を一緒に考える看護師にほかなりません。ところが現状では、そのようにして地域の健康を支える看護師が圧倒的に不足しているのです。さらに看護師の就業場所が病院に偏り過ぎているうえに、地域に散在する看護師との連携ができていないため、患者さんの潜在的な健康問題が数多く見逃されていると感じています。

看護師は、医療・福祉・介護・行政・教育機関などあらゆる就業場所に在籍することができて、看護という共通言語をもっています。軽い物忘れから重度認知症に至るまで、フレイルから転倒・骨折・寝たきりに至るまで、糖尿病発症から人工透析に至るまで、いずれも数カ月から数十年の長い時間をかけて起こる変化です。健康問題が最悪の結末に至るまでには、いくつもの看護介入の機会が存在します。しかし多くのケースが見過ごされ、効果的な予防ができていないのはなぜでしょうか。先述したように病院に最も多く在籍する看護師が、個々の患者さんの継続看護の必要性を認識できていないことが大きく影響していると思います。

仕事や子育てをしながらつらい副作用に耐え、外来抗がん剤治療を続けるがんサバイバーに、病院以外の場で支援は必要ないのでしょうか。独居のご老人に内科クリニックからの月1回の投薬治療で高血圧や心不全が本当に良くなっていくのでしょうか。医療的ケア児に24時間かかりきりで、自分の命を削るように養育しているお母さんたちに、もっと家庭に入り込んでの支援が必要ではないでしょうか。各領域の看護師から、まず私たちの訪問看護事業所にご相談が来ることはありません。こちらからご挨拶に出向いているにもかかわらずです。

病院の医療連携室からは時々退院支援のご相談を受けますが、医療処置を継続する患者さんや、終末期緩和ケアを目的とする患者さんに限られ、その数はさほど多くありません。本当はもっと多くの課題を抱える患者さんが毎日何十人も退院しているのだと思いますが、在宅ケアに繋がれているのはほんの一部です。

病院では医療連携室に退院支援看護師と呼ばれる専従者を置いています。しかしその配置数は少なく、全ての退院患者に目配りするのは不可能です。そして最も配置数の多い病棟看護師は、退院支援は退院支援看護師に任せるものだと思っているようです。自ら地域にアクセスする病棟看護師に、ついぞお目にかかったことがありません。

看護師同士が適切に連携すれば、患者さんの在りたい姿、それに見合った治療やケアについて目指す方向性が関係者全体に共有されます。在宅、施設、入院と移動するたび情報がぶつ切れになって、結局は元気にならず自分の住まいに帰れないなどということは防げるのです。しかし病院と地域で継続看護のネットワークはまだ十分に確立されていません。このままでは地域包括ケアシステムが、医療財政の都合で患者さんの人生を細切れにする冷酷な制度となってしまいそうです。

システムにぬくもりをもたせて、地域に暮らす人々の幸福に寄与するためには、訪問看護師の人員増強と、所属の垣根を超えた看護師連携が急務であると私は考えています。

患者の手足を上手に縛ると褒められる……？

病院のなかにいると治療優先、医療ファーストの価値観が強固となり、倫理的感受性が鈍くなることがあります。これは私自身の体験ですが、病院でよくある処置の一つに抑制があります。患者さんが暴れたり手足を不必要に動かしたりすることで、点滴などが外れてしまうリスクがあるときに手足を拘束することをいいます。私自身も看護師の仕事を救急病院でスタートしましたので、抑制が必要な場面はあると思っています。例えば心筋梗塞で運ばれてきた患者さんに動脈カテーテルを挿入するときなど、苦しんで暴れることで治療の手元が狂ってしまったら、命にかかわる大出血を引き起こす危険性があります。

新人の頃は抑制一つするのにも緊張したものです。患者さんはストレスで突然興奮状態になることがありますし、私が正しく抑制できなかったことでその後の事故に繋がったら大事です。仕事に慣れてきて、速やかに抑制ができるようになって先輩から上手になったね、と言われると、少し誇らしい気持ちにさえなったものです。

しかし、一般的な感覚からしたら、必要な行為とはいえ誰かの手足を上手に縛って褒められるなんて、誇らしいはずがありません。ところが当時の私はなんの疑問ももたずに、教えられたとおりに抑制が手早くできるようになったことを単純に喜んでいたのです。

中堅と呼ばれるようになった頃、医療職ならではのこの独特な感覚を打ち砕かれる出来事がありました。その頃、新しく着任した看護師長がとても先進的な考えで、抑制廃止を推進しようとしたのです。

師長から抑制廃止の方針について聞かされた当初は「何言っちゃってんのこの人⁉」という思いでした。病棟には認知症の患者さんも入院していましたし、抑制を外して少し目を離した隙に勝手に歩き出して転倒でもしたら、誰が責任を取るのかと疑問に思ったからです。当時の私は「面倒な管理職が来たもんだ」と感じていました。

しかし、上司が言うことだからと仕方なく、仕事が早く終わったときなどに10分か15分だけでも抑制を外してみたのです。

短時間でも抑制をしない時間を作っていくと、次第にそのほうが自分自身も気持ちが楽だと感じるようになりました。縛らない時間を作るとそれが当たり前になり、かえって縛ることに対してストレスを感じるようになります。また、縛られないことによって患者さん自身もストレスが減るのか、もともと危惧していた危険行動もさほど起こさないのです。その結果、最初は嫌々だった抑制廃止に、最後には私自身も積極的に取り組むようになりました。

この経験が今の自分の看護観を形作る重要なターニングポイントになったと思いますし、先進的な取り組みをする上司との出会いによって、成長を後押ししていただけたと思っています。しかし実際にこうしたことを体験できる機会は少なく、病院組織の中では本当に患者さんのためになることは何か議論されないままに、「安全管理」という錦の御旗のもと、漫然と抑制が続けられています。つい最近、友人の病院副看護部長が、抑制削減の取り組みを始めたいと看護部長に相談したところ、即座に却下されたと苦しみを打ち明けてくれました。患者さんのためになることを真剣に考えた看護師が心を痛めるなんておかしい!!と憤りながらも、こうしたことが、病院の看護の現場では少なくないとも思っているのです。

病院文化に染まりすぎると異物が見えなくなる？

抑制を巡ってはもう一つエピソードがあります。ある患者さんが末期がんで非常に難しい状態と判明し、本人と家族、主治医とで今後の治療について話し合いをすることになっていました。その患者さんは入院時から動くと音が鳴るセンサーに繋がれていました。その病院では患者の年齢や認知症の有無、過去の転倒歴などいくつかのチェック項目に沿って転倒リスクを点数化し、一定の点数の人は自動的にセンサーを付けるようにルールが決められていました。

家族とともに自分の命に関わる重大な話し合いに向かおうとしたとき、その方の病衣には抑制センサーに繋ぐコードがクリップでとめられたまま襟元からぶら下がっていたのです。そこで「そのコード、外して行ったほうがいいんじゃないかしら？」と誘導している看護師に投げかけてみました。看護師はキョトンとして、まるで私が何を言っているのか分からないとでもいうような不可解な表情をしていました。その病棟では自力で院内を移動し、病室に戻れる患者さんにもセンサーを付けていたので、患者さんのほうがいちいちクリップを外してもらうのが面倒になって、病衣から接続コードをぶら下げて歩く姿が日常的に見られていました。そうなると、看護師にとっては患者さんに付いているコードが異物だと認識できなくなるのだと思います。患者さんもそれに慣れてしまい、自身の尊厳を損なう姿のまま、厳粛な話し合いの場に向かおうとしていました。

その時、かつて抑制を是としていた自分が、新しい上司から急に抑制廃止を聞いたとき、きっと今の彼女のような表情だったのだろうな、と感じたのです。この看護師は真面目で仕事のよくできる人です。ただ、病院文化に適応しすぎて、一般社会なら目につく違和感が、見えなくなっていたのだと思います。

倫理的感受性の低下や思考停止という意味では、患者さんの人生に関わる大きな決断を患者自身やその家族ではなく、医師主導で決めてしまう点にも問題があると感じています。例えば退院後はどこで過ごすか、口から食べられなくなった患者さんに対してどのようにするか、あるいは人生の最期の場所をどこで過ごすかまで含めて、必ずしも患者さん主体とは思えないことがあるのです。

患者に寄り添い、医師に進言できるのは看護師だけ

今は「人生会議」やACP（Advance Care Planning）という、患者さん主体で医療やケアについて話し合い、本人の意思決定を支援する取り組みも少しずつ増えてきました。しかし、まだまだ患者さんや家族のなかには「病気や医療のことはよく分からないので先生にお任せします」という人が少なくありません。

私はこの姿勢に抵抗を感じると同時に、医療従事者側にも責任があると思っています。例えば医療依存度が高く、急性期治療終了後も継続した医療処置が必要な方やADL（日常生活動作）が極端に低下してしまった方に対し、医師が自宅での介護は無理だと初めから断定して、転院や施設入所を勧めるケースが往々にしてあります。それが患者さんや家族の意に反していても、権威ある専門家の医師から「家に帰ることは難しい」と断定されれば、それに従ってしまうことが多いのです。

けれども患者さんや家族だけでなく、病院スタッフにもよく考えてほしいのです。医師はけがや病気治療の専門家であって、その人の生活の質を向上させて元気を取り戻す療養

法を確立する専門家ではないのです。ソーシャルワークの専門家でもありません。むしろ介護サービスや在宅系医療・看護がどれほどのことをやれるのかも、あまりご存じではありません。そして当然のことながら転院や施設入所後の患者さんの転帰について一切責任を負う立場にはないのです。病院や施設を転々としているうちに廃用性障害が進み、慣れぬ環境の中で孤独のうちに最期を迎える高齢者たち。歳だから仕方がないと自分を納得させる家族たち。本当にそうするしか術はなかったのでしょうか。私は患者さん、家族に十分な選択肢が提示されていないと常々思っています。そして自分の家に帰るという当たり前の権利を行使した患者さんが、どれだけ気力、体力を回復させて生き生きとその後の生活を過ごしたか、多くの事例を目の当たりにしています。私はこれを「おうち効果」と呼んでいます。一人ひとり限りある人生なのだから、残された時間をもっと大切に考えてほしいと切に願います。

病院は万能ではないのです。そして高額な医療費を消費します。高齢の患者さんを一日20分リハビリしてあとは寝かせておいて、食が進まないからと点滴をする、点滴を自己抜去するから抑制するでは、人を元気にも幸せにもしない大変な医療費の無駄遣いです。

病院の医師及び看護師が、在宅療養に関する社会資源やさまざまな手段についてあまり情報をもっていないのに、限定された知識の中だけで患者さんにこれがベストと説明してしまっていること、その方のセルフケア能力や家族の力を勝手に値踏みし、細部まで情報を得ようともしていないこと、これら情報の非対称性がいつまでも解消されないことが、在宅看護の視座に立ってみるとよく見えるのです。だからなんとか打開したいとずっと考えています。

そもそも十分な選択肢を与えられていないとも知らず、権威に臆して医師に生殺与奪の権を預けてしまう患者さん、家族に対して、本当の想いや希望を確かめるのは看護師の役割ではないでしょうか。

患者さんの気持ちに寄り添い、医師に対して患者さんが本当に望んでいることを伝えられるのは、科学とヒューマニティ両面の知性を以て患者さん側の立場に立てる看護師であると思います。そんな重要な役割を担える資格をもちながら、医師の意向通り転院先探しに奔走し、看護添書を作成したら業務完了と考えている看護師がいるとしたら、とてももったいないことだと思います。

病院の独りよがりな善意が生む結末

病院に長く入院していることで高齢者のメリットになることはひとつもありません。適切な治療を受けることは必要ですが、寝かせきりや家族との遮断が長引けば、身体や心の機能が低下する廃用症候群に陥る確率が高まるのです。入院する前までは見守りが必要ながらもなんとか自立して生活し、食事も口から食べていた人が、入院後に経口摂取不能と診断され、認知機能が低下し、ＡＤＬも全介助のまるで廃人のようになってしまったケースに何度も遭遇してきました。

入院日数に診療報酬上の厳しい制約がある急性期病院では、高齢の患者さんは特に、医療従事者側が良しとする水準までに回復していないと判断することが多く、回復期リハビリ病院、療養病院などに転院を勧めます。医療の監視下で療養指導やリハビリを十分にしてから退院させたほうが患者さんのためになると考えるのです。

この流れが功を奏する場合もありますが、私の経験では入院が長期化することで逆に家に帰る機会を逸するケースのほうが多いと感じています。

高齢者に限らずがん末期の方などにも、自宅退院を希望しながら病院で最期を迎えるケースが見受けられます。病院側が疼痛や体調のコントロール、医療機器の管理などに「まだ十分じゃない」「こんな状態では病院から出せない」と準備に時間を費やしているうちに病状が進行して「やっぱり帰るのは無理のようです」と告げられるなどという残念な出来事が現実に起こっています。いったい誰のための入院延長なのでしょうか。

がん看護専門看護師や緩和ケア認定看護師などを多く配置する病院でさえ、次のような事態が起こっています。

私たちの所にその病院からがん末期の方の自宅退院支援の依頼が入り、それからややしばらく連絡が途絶えたと思ったら「家族指導や自宅の環境整備がなかなか進まず、本人の状態が悪くなってしまいましたが、どんな状態でもとにかく家に連れ帰りたいとご家族がおっしゃっています。もう意識が低下して血圧も70台ですがこれからご自宅に搬送したいと思います。訪問看護さんでご自宅の迎え入れを手伝っていただけますか？」という連絡が突然入ったりするのです。

はっきり言いますが、余計なことをしないで早く帰してほしいのです。患者さんはただ死ぬためだけに家に帰るわけではありません。自分の住まいに帰るのは当たり前のことですし、限られた余命ならなおさら、少しでも長く好きな人と共に、好きなものを食べて、好きなところに出かけて自分らしく生ききりたいと思うのではないでしょうか。

病院の医学的管理のクオリティを、そのまま家に持ち帰らせようとするのは間違いです。ましてや末期がんの場合は治すための医療ではないのだから、病院どおりにやる必要はないのです。むしろその人らしい暮らしを妨げないよう、上手に医療をカスタマイズして、生活の流れの中にできるだけ違和感なく組み込んでいく配慮が必要です。つまり病院と同じ点滴を同じ時間で家でも続けるということではなく、同等の効果を得られるならパッチ剤や座薬に置き換えれば、本人や家族でも容易に扱えるようになります。点滴に繋がれっぱなしにならないよう、外す時間をつくるということも可能です。そしてこういう工夫は在宅医療チームのほうが多くの引き出しを持っています。患者さんの生活のリアルを日々見つめているからです。逆に深刻な苦痛が出現した場合には、病院と同等の持続点滴を使った緩和ケアを行うことも可能なのです。

私はこれまでに数百人の在宅看取りをお手伝いしてきましたが、かつて病院で看取ってきた患者さんに比べて実に穏やかで、その人らしい豊かな最期であることが圧倒的に多いと感じています。たとえ独居で、こちらからすると心配になるような方でも「ここがいい。ここが俺の城なんだ。友達も遊びに来るしな」と言って、自分の暮らしを貫いて最期を迎えられることもあります。きっと亡くなるその瞬間まで本人を中心とした家族や友人の泣き笑いの営みがあり、思い出を紡ぎながらゆっくりと旅立っていかれるのが良いのだと思います。少数ながら苦痛に耐えかねて、もしくは家族が死にゆく様を見ていられず、病院に戻って亡くなられた方もいらっしゃいますが、それでも家に帰ったことには満足の言葉を残されています。

今日も明日も明後日も、私たちは自分の住む家に帰ります。なのにいつから家に帰ることが当たり前ではなくなるのでしょうか。病気や障害で自己管理が難しくなったときでしょうか。安全が確保できなくなったときでしょうか。

誰もが唯一無二の自分の人生を豊かに送りたいと願いつつ必ず最期を迎えます。看護の仕事を続けて、多くの死に慣れていくとつい、「あなた死ぬ人、私生きる人」と錯覚しそうになりますが「あなた死ぬ人、私もいつか死ぬ人」が正しいのです。自分だけはそうならない、ではなく自分もいずれそうなると考え他者の人生の終焉にも、もっと自分事として真摯に関わり、人生のクライマックスという重要な場面に立ち会わせてもらえるこの仕事の価値を再認識してほしいのです。生き様、死に様を見せてくれる人生の先輩に対して、もっと敬意を払ってほしいのです。

看護本来の創造性を阻むもの

看護は本来、人がもつ生きる力を引き出し、活性化し、健康を回復させるためにあらゆる角度から創意工夫ができるクリエイティブな仕事です。医学的な知識に基づき、身体の状態や病状をしっかりモニタリングできることは前提ですがそれに加え、人間を心理、社会的な存在としても理解し、全人的な健康を目指していく、壮大で奥深い仕事です。ただ病人の世話をするということではなくて、対象理解には自分の五感と、コミュニケーション力をフル活用し、身体や心に触れて、手のぬくもりや対話を通して相手の健康問題を一緒に解決していくのです。看護学校で一番初めに習う「看護学概論」で、そう教えられて私たちは看護師になっていきます。しかし残念ながら、今の病院医療の仕組みのなかでは、その看護独自の創造性が発揮されにくいと感じています。

近代からの病院は、基本的には科学の力をもって生物としての人の身体の不調を治す場です。だから治療が最優先で、入院中などは特に厳密に統制された環境下で間違いのないように一定の健康レベルまで状態を改善することが求められます。深刻な医療事故に対する世論の厳しい責めや、認知症患者の転倒に看護師の責任を問う判決が出たりするのを見聞きすると、同業者として胸が痛みます。批判めいたことも述べましたが、諸外国に比べ、人口あたりの病院数や病床数は特別に多いのに、医師数、看護師数は少ないという特徴を持ち、そこに超スピードの高齢化や、コロナ禍が加わった日本の医療を支えている病院医師、看護師の皆さんには頭の下がる思いです。私だって病院勤め時代は目の前のことに必死でした。

けれど気づいてしまったのです。そのような社会構造、情勢の変化が医療の標準化、効率化を極端に推し進めた結果、看護本来の創造的な力が発揮しにくくなっていると。すなわち生活者としての対象を全人的にとらえ、関係性を築く中で共に健康を造り上げていく看護に、その主たる職場である病院が、それをする時間を与えないというパラドックスが起きているのです。

目の前の診療の補助に追われて、看護力を発揮できないジレンマを抱えている看護師は一定数いると思います。でも、大切な役割を果たしているのだから、苦しむ必要はないんです。課題を残した退院や、医師が進める患者主体でない方向性に気づいたのなら、地域に散在する看護職に繋いでくれるだけでいいんです。むしろ、繋がないのが問題なんです。

電話一本で、いくらでもアイデアをご提示できますし、必要とあらば直接病院に出向いて訪問診療や訪問看護、訪問介護などのシステムと、どのような支援ができるかについてご説明することも可能です。患者さんや家族がそれを聞いて、実際に活用するかどうかはあとから考えればよいのです。

病院の外の世界を学んでいないから繋ぐ場所や繋ぎ方も分からない。そのことに病院の看護部長さんはもっと問題意識を感じていただきたいと思います。ただ知らないというだけで医師の決めつけに迎合し、患者さんの可能性をつぶしているのだとしたら、その看護師はずっと倫理的苦悩から解放されないのです。

地域の看護師と病院の看護師が繋がり、患者さんを支え合っていこう

私は時々、病院の研修講師のご依頼をいただくことがあります。病院の看護部長さんの中でも、入院日数の短縮化や自宅退院の重要性について深い知見をおもちの方はいて、「在宅の力を知らずに、病院から出すのが危ないと考える医師や看護師はまだまだ多いの。あなたの日々の活動を聞かせて、病院でまごまごしているよりも、地域に戻したほうが患者さんのためになると教えてやってください」なんていううれしいお言葉をいただくこともあります。

しかし調子に乗って訪問看護の大奮闘物語を熱く語ったら、最後に看護部長さんから「皆さん、これだけ訪問看護の底力を見せつけられたら、その世界にものすごく惹かれますね～。でも、今はまだもう少し病院に留まって、院内の看護をブラッシュアップすることに力を貸してくださ～い。まずは訪問看護に繋ぐことに力を入れていきましょう!!」と釘を刺されてしまいました。でもおっしゃる通り、私もまずは全ての病棟看護師と地域の看護師が繋がっていくことを目指していきたいと思っています。そのきっかけは電話を一

本かけてみるような簡単な事なんです。

例えば、初めて酸素療法を導入した呼吸器疾患の患者さんが、独居で病棟看護師からはコンプライアンスが低く、自己管理が極めて困難に見えたとします。医師からも施設入所を勧められていますが、患者さんは頑なに自宅に帰ると言い張ります。本人の意思は尊重したいが安全管理の観点からは不安がいっぱいです。そんな時は自治体のホームページに訪問看護事業所の連絡先一覧が載っていますから、病院か患者さんの住所の近くの事業所を一つ選んで電話をしてみてください。病棟看護師が感じている不安をそのままお話ししてくれるだけで、訪問看護師なら思いつく限りの見守り体制と安全確保のための環境整備、集中的な訪問による在宅酸素の自己管理指導などをすぐに提案してくれます。私なら、試験外泊中の訪問看護という医療保険サービスをご提案します。病棟看護師のアセスメントを引き継いだ訪問看護師が、患者さんの自宅で酸素を付けて過ごす様子を確認することで実現性の見極めにかなり役立ちます。家に帰ってみたら意外と几帳面な暮らしをしていて、病棟では自己管理に積極性がみられなかったのに、看護師が持たせてくれたパンフレットを何度も開いて私たちに「これでいいんだな?」「トイレに行く時は酸素の管を踏まないようにしていくんだろう?」と細やかに確認してくるなんていうこともよくあるのです。病院の外に意識を向けて継続看護にチャレンジしてくれたらそれだけで、患者さんが望む場所でその人らしい生活を維持していくことに貢献できる可能性があるということです。これこそ看護が繋がることの力です。自分が地域に出向くことができなくても、自分が気づいた患者さんの望みや課題を受け取って、丹念にその後の暮らしを支えていく看護の仲間がいるのです。

そして叶う事なら、一度でも家に帰った時の患者さんの姿を、その目で見てみることをお勧めします。むろん繋いでくださった患者さんのその後の様子は私たち訪問看護師からもフィードバックしますが、自分が入院中に関わった患者さんの本来の姿を、その人の暮らしの場で見てほしいのです。良くも悪くも病院で見ていた姿がその人のほんの一部であったことに気づきます。そうすると入院のもっと早い時点で、生活者としての患者さんの回復に意識が向かうのではないかと思います。制度としても「退院前訪問指導料」という診療報酬が在宅移行支援として位置づけられています。病院の看護師が1カ月以上入院の見込まれる患者さんの退院に向けて、患者さん宅に出向き、実際の住環境を調査して必要な在宅サービスを検討したり、心配事の相談に乗ったりすると5800円という診療報酬が支払われます。同じように退院後も病院の看護師が訪問看護に同行して必要なアドバイスを行ったりすると、「退院後訪問指導料」として6000円の診療報酬が支払われます。政策自体が看護師の連携を奨励して、患者さんの在宅復帰を後押ししているのです。病院の収入になるのだし、退院支援の質も向上するしで看護部長さんが推進しない手はないと思います。何よりも患者さんが自分の生活を取り戻すことに全員野球で取り組めば、確度の高い退院支援が実装されるし、病棟看護師のやりがい感も高まります。そして、地域看護に心が傾く看護師さんが少しずつ増えて、病院から流出してこないかなあとひそかに野望を抱く私なのでした。

［第2章］

病院看護と在宅看護
どちらも経験した私が
在宅看護を一生の仕事と決めたワケ

劣等生から始まった私の看護人生

私は今でこそ看護で事業を起こすほどこの仕事を愛し、熱中していますが、看護師人生のスタートは決して自慢できるものではありませんでした。看護師を目指した理由は両親に勧められたから。両親は私に看護師の資格を取らせて、良い病院に就職させて、良い結婚相手と出会い無事に家庭を築かせるまでが親の務めと考えていたようです。

私自身、親の勧めに反対してまでやりたいことなどなかったし、地方の看護学校に入学すれば真面目で口うるさい親から離れ自由な下宿生活を謳歌できるという不純な動機から、両親の勧めのままに看護学校へ入学して准看護師の資格を取得しました。

そのまま看護師の資格を取るよう進学を勧める両親の意に反して、私は就職の道を選びました。とにかく早く親の保護下から離れ、収入を得て自分の好きな暮らしがしたいと思っていたのです。そこで当時はお給料が良いと言われていた札幌の救急病院に准看護師として入職し、夢にまで見た一人暮らしを始めたのでした。

しかし自由でハッピーな社会人生活を妄想していた私を待ち構えていたのは、新人に対する厳しい教育や想像以上にハードな毎日でした。そもそも遊び好きで、勉強が嫌いで、働き始めればなんとか慣れていくだろうくらいの甘い考えだった私は、なかなか仕事が身につかず、連日のように先輩から叱られていました。

「ちょっとー!! これやったの誰⁉ 点滴のセット付け間違えてるじゃないの!!」と先輩の怒鳴り声が響けば、大抵は私の仕業です。いち早くそこに駆け付け謝罪し、やり直す毎日。スポーツ選手のようにファウルをしたら率先して自ら手を挙げる精神で先輩の怒りを鎮めます。しかし謝っても謝っても次の失敗を繰り返す私に周囲の怒りは増強していきます。100万円もする12誘導心電計を病室まで運べと言われれば設置台から落として壊す。静脈注射をしてくるように言われ3回刺しても入らず先輩に手を代わってもらったら「なんで18G（輸血などに使う太い注射針）で刺してんの⁉ 入るわけないでしょ!!」と信じられない失敗が露呈する始末。それでも彼氏とのデート時間は確保し、夜遊びもやめられなかった私は朝の申し送り中、居眠りをして椅子からひっくり返りそうになり、病棟師長でも手に負えないと看護部長室まで呼び出されることもありました。先輩たちからつけられた通り名は「本物の新人類」。当時新語・流行語大賞に「新人類」という言葉がノミネートされていたのです。

自信がなく、いつまでも叱られてばかりだった私は、たとえミスしても取り返しのつかないことにならないように、できるだけ当たり障りのない仕事を見つけながら日々をやり過ごしていました。できるだけナースステーションには近寄らず、ベッドサイドで患者さんと話しながら時間を稼いでいたのです。

それでも遅い、仕事を覚えないと叱られることは多く、私が人目に付かないところで泣きべそをかいていると、患者さんが飴やチョコをもって慰めに来てくれるというダメっぷり。このままではいけないと思いながらも、どういう風に勉強すればミスがなくなるのかも分からず、つらい生活から逃げ出すことばかり考えていました。

末期がんで入院していた華道師範との出会い

そんなとき、末期のがんで入院していた女性と出会いました。華道の先生だったその患者さんは、肝臓がんが多臓器に転移した状態でしたが、優しく上品なたたずまいが印象的でした。彼女は花の生け方、料理のコツ、正しい言葉遣いや挨拶の仕方など、私にさまざまなことを教えてくれました。当時社会人としての自覚も、常識にも欠けていた私を、きっと母親のような気持ちで気遣ってくださったのだと思いますが、すっかり居心地の良くなった私は、なにかと理由をつけてその人の病室を訪れていました。

私が先輩看護師に叱られていると、彼女はいつも「あなたは患者さんにかわいがられるから、きっと良い看護師になるわよ」と励ましてくれました。今にして思えば、私はその患者さんに支えてもらうばかりでした。

やがて、彼女とのお別れが近づいてきました。腹水による腹部膨満が顕著となり、全身至るところから出血するようになりました。顔はむくんで土気色になり、鼻や口角からは絶えず血がにじみ、美しかった面影もありません。当時はまだ、緩和ケアや終末期医療が今ほど充実しておらず、最期まで徹底してがんの治療が継続されました。

怖くて仕方がなくなった私はできるだけ彼女の病室へ近寄らないようにしました。毎日のように増えていくルートや輸液ポンプはとても複雑で、もしも私が手を出して一つでも間違えてしまったら取り返しのつかないことになると思ったのです。

少し前まで励ましてもらい、色々なことを教えてくれた大好きな彼女が苦しむ姿に平気でいられるわけがありません。私は「何もできなくてごめんなさい。助けてあげられなくてごめんなさい」と心のなかで何度も手を合わせました。しかし、心で手を合わせても現実に看護師としてケアすることはできず、彼女の苦しみに寄り添うことができないまま亡くなってしまいました。

亡くなると、悲しみを感じると同時にどこか安心している自分もいました。彼女が苦しんでいるのに何もできないでいるのは、自分自身の無力さを見せつけられているようでつらかったからです。亡くなったあとは、自分のスキルのなさをごまかしながら業務をこなす日々が戻ってきました。

ある日、いつもは大声で私を怒鳴る先輩から、まるで最後通告のように静かに言い渡されました。

「あれほどかわいがってくれた患者さんに何一つ看護婦として恩返しもできないままで終わって、あんた本当にこのままでいいの？　これは看護婦としてどうこう以前に、人としてもう少し考えたほうがいいと思うよ。もしも、ここで変わることができないのなら、看護婦を辞めたほうがいいんじゃないかな」

先輩からの最後通告をきっかけに看護師の資格取得を決意

先輩の静かな怒りはこたえました。私は毎晩、布団に入っては自問し、苦しみ続けました。「やりたくて就いた仕事じゃないんだ。親から離れるにはこれしかなかったんだから仕方ないじゃん！　結婚さえできたらこんな仕事すぐに辞めるんだから!!」とあくまで自己防衛する自分がいます。反対に「先輩は正しい。私はいったいいつまで嫌なことから逃げ続けるのか。このままでは人としてもう終わり……!?」と不安におののく自分もいました。悩みがピークに達して、夜は眠れなくなり、食事も摂れなくなりました。その苦しみの果てに出た答えは学び直しをするということ。進学し、看護師の資格を取ることを決意しました。足りない知識を補い、スキルを磨き、多くの患者さんの役に立てたら、亡くなった彼女への罪滅ぼしになるのではないかと、自分の中で結論が出たのです。

このとき私は働き出してから3年目を迎えていました。勤務を調整してくださる病院に転職をして、准看護師として引き続き働きながら、まず看護予備校に通い、看護学校の入学試験の突破を目指しました。一度、臨床現場を知ってから再び学ぶ看護学はとても新鮮でした。准看護師の資格を取るために勉強していたときはまだ現場のことを知らなかったので、何を聞いても自分事として理解ができなかったのかもしれません。しかし、一度現場を知ってから改めて学問として学ぶとスラスラと知識が頭のなかに入っていき、私はどんどん勉強を楽しく感じるようになっていきました。

前の職場の先輩とも時々会うことがあり、予備校で学んだことと現場で学んだことに相違があったので、なにげなく質問すると、先輩は目を丸くして「変わったね～!! あんたからそんな立派な質問が出るようになるとはね～」なんて驚きつつも喜んでくれたのでした。少しずつ看護の面白さが分かってきた私は、大きな治療の介助や難しい症状の患者さんの受け持ちを任されるようになっていったのです。

三十路の覚醒!! 看護師としての羽化

看護学校に入学し直してからの学びはどれもこれも、臨床で悩んでいたことのヒントや解決策に繋がるものばかりでした。教師からは、苦しんでいる患者さんの背中をさすっていたことや、ただひたすらに話を聞いてきたことは科学的にとても意味のある行為だと教えてもらいました。看護師として何もできないと苦しんでいた私は、学びによって何か赦しを得たようで心の底から勇気が湧いていました。

この頃は学ぶことが楽しくて、睡眠時間を削っても全く苦にはなりませんでした。晴れて看護師になったとき、私は30歳を迎えていました。遅咲きとは思いますが、本当の意味で看護師としての一歩を踏み出したのです。

看護学校の卒業間際から、自分はもっと他者理解について知識を深める必要があると感じていました。そのため引き続き大学に進学しました。心理学の専修コースを選択して、さまざまなジャンルの心理学を学び、仕事に活かしたいと考えたのです。

そのきっかけは、病院実習で境界性人格障害の患者さんを受け持ったことにありました。

私は実習中にこの患者さんと自分の距離感、関係性を客観視できず、過剰に同情したり、あるいは嫌悪感をもったりと感情的に振り回されていました。看護学校の卒業研究のテーマに取り上げ、自身の看護過程を振り返る中で、「共感」の捉え方について当時の自分がとても未熟な段階にあると気づきました。そのため臨床心理学だけでなく、正常な人の心の営みから他者理解の本質までを、学術的に広く学ぶ必要性があると考えたのです。

東京にある通信制の大学でしたから、看護学校卒業後、進学を許してくれる新たな病院に就職して、働きながら年間35日ほどは東京に出向き、対面授業を受けるというハードな日々が続きました。

それでも「看護という仕事に必要な共感能力」ということを自分のテーマに据え、多くの知識を吸収していきました。どの授業も示唆に富んだ素晴らしい内容で、肉体的にはハードながら大学に行くたび元気になれて、職場に戻ると張り切って周囲のスタッフに伝達講習をしていました。レポートでの単位取得に手間取り結局6年かかって卒業することになりましたが、卒論は私のテーマに興味をもってくださった社会心理学の高名な先生が指導してくださることになり、初めて大掛かりな調査研究を行い、学術的審査に耐えうる統計処理も修得することができました。

この研究によって、私が大学進学前に「共感」だと思っていたものは、自分の体験とそれに伴う価値観に照らして相手の思いを自分が解りたいように解ろうとする「日常的レベルの共感」だったと気づきました。そしてこれから目指し、鍛錬する「共感能力」は、相手が発してくれた言葉や表情、しぐさまでを丹念に見つめ、自分の捉えたものを相手にフィードバックして正しく理解できているか、心から耳を傾けられているかを確かめながら理解を深めていける能力だと答えを得ることができました。これはその後も追求し続ける私のライフワークとなり、今も鍛錬の道半ばです。ですが自社内で職員との対話を行ったあと、自分本位に聴いてしまったと気づける瞬間があり、もう一度職員に聴き直しをさせてほしいとお願いできるようになったので、少しは共感能力が身についてきているのかな……と思っています。

このようにして看護の実践と心理学によるアプローチなど、自分なりに看護師としてのスキルを一つひとつ磨いていきました。看護学校で学んだ理論を基にして処置や手技のスキルも研鑽し、高齢者の身体機能レベルを回復させる方法やがん患者の苦痛を緩和させる方法を習得することに全力を注いでいったのです。

するといつの間にか「あの人に看てもらったら安心だから」「あの人に相談に乗ってほしいの」と患者さん、ご家族から指名を受けるようになりました。同僚や後輩からも、困ったときには相談をもちかけられるようになっていました。上司からは学会での研究発表や現場の業務改善などを依頼されることが多くなりました。なんの取り柄も特技もなかった私にとって、看護はいつの間にか唯一の誇れる武器になっていたのです。

学ぶほどに深まる病院組織への疑問と葛藤

学び、仕事に打ち込むほど、私の中で色々と葛藤が起こるようになりました。看護に対するコミットメントは高まる一方でしたが、組織に対するコミットメントは低下する一方だったのです。その病院では医師の確保が困難だったこともあり、高齢、持病のある医師などが多く在籍しており、急に休んだり、情緒不安定だったりということが黙認されていました。それは仕方ないとしても、医療処置の介助中に自分の気に入るように介助しないという理由で看護師を怒鳴りつけたり、詰所内で若いリーダーナースを滅茶苦茶に罵倒したり、気に入らない師長をとことん無視したりとやりたい放題でした。病棟主任、師長に何度となく医師の問題行動を報告しましたが、一時的なことだし今更直らないからやり過ごすことだという返事が返ってくるばかりでした。

また、この病院の看護部では、師長、主任など中間管理職を外部組織から引き入れるということをよく行っていました。私が働いていた当初でも200人以上の看護師が在籍していたのに、なぜ自院から全ての管理職を生み出そうとしないのか、候補となる人はたくさんいるのにと不思議に思っていました。そして外部から着任した管理職の人たちを見ていて、一定の傾向があると感じたのです。

それは高学歴で名のある病院に勤務していて、聞き分けの良いイエスマンであるという事。その人たちに重要な役割が与えられていて、その病院に10年以上勤務して管理職に就いた師長さんたちはなぜか小さくなっている。現場のことも、組織の歴史もよく知っている生え抜きの師長さんたちが活かされない組織って……。

自分事に置き換えると、私は看護師としては新卒でこの病院に入職したわけですし、聞き分けが良いほうでもありませんでした。道理の通らない事には医師でも上司でも忖度せず切り込んでしまうほうだったので、目上の人にはあまり好かれませんでした。でも、自分が所属する組織の中で、全体として看護の質を高めていきたいと思っていましたし、そのためには実践力だけでなく、ポジションパワーも必要だと思っていました。

しかし冷静に考えてみると、それまでまあまあ多くの仕事を上司から依頼されていましたが、待遇に反映されることが全くなかったのです。プロジェクトリーダー的な役割が次々与えられても、手当も職位も与えられないのであれば、これはただのボランティアです。自分のキャリアプランが描けないと思いました。

そんな日々を送っている時、臨床指導者としての私の働きを見てくれていたある看護学校の教員から、経営者が変わった病院の立て直しに呼ばれているので、あなたにも協力してほしいと声がかかったのです。私は迷うことなくチャレンジする道を選びました。

それまで勤めた病院には、進学にご理解をいただいたことや、たくさんの教育を与えてくれたことにいまだ感謝しています。しかし通学に際してはほかの職員と不平等が生じないように有給休暇を使ってはいけないという制約が与えられました。そのため夜勤明け休みや週休を繋いだ休みをいただき、その前後は2週間連続勤務など当たり前というブラック企業並みの条件で仕事を続けました。在学6年の間、勤務希望は一度も出したことがありません。

その病院を8年目で退職することになった時にも、有給休暇の使用は一切できないと言われたので、これはさすがに承服できず上司に残った有給休暇の消化を希望しました。すると看護部長室に呼び出されました。以前よりはまともに仕事もできるようになったのに、やっぱり私は看護部長室に呼び出されるんだなあとちょっぴり情けない気持ちになったものです。

「あなたの都合で退職するのに、有給休暇なんて出せませんから。職場全体の状況が許さない場合は出さなくても良いと院長にも言われてますから。どうしてもというならあなたが規則違反になりますよ。それでもやれるならどうぞやってみてください!!」とのお達しでした。

いやいや部長さん、それは院長先生からして間違えてます。規則違反はそちらです。やれるもんならやってみろは恫喝です。心の中で社会の常識を唱えてみても、もうそれを伝える気力が湧きませんでした。私が所属組織のトップと崇めていた人たちは、労務管理に必要な基本的な法律も理解していないということが、退職間際に分かってしまったのです。でも、やはり自分を育ててくれた組織です。ここは法律に則った正当な手続きを院長、看護部長に教えて差し上げるのがせめてもの恩返しと心得ました。

「労働基準法第39条第5項に基づき、○年○月○日~○年○月○日までの○日間、年次有給休暇を取得させていただきます。」という文書を看護部長宛てに内容証明郵便で送りました。その後数日して、仲良しの主任から「あんた何やったの⁉　昨日あんたから来た手紙を持って部長が血相変えて院長室に飛び込んだって、看護部で騒ぎになってるよ‼」と知らされましたが、私が不利益を被ることはありませんでした。むしろ経営管理部の人事責任者から、丁重な謝罪をいただきました。無事有給休暇も取得できましたし、何よりもうれしかったのはその後に後輩から聞かされた病院の変化でした。

「せんぱーい、私○月に結婚退職するんですけどお～、師長から有給の消化時期について相談させてほしいって言われたんですよお‼　それ有給消化させてくれる前提ってことですよね⁉　これってせんぱいが問題起こしてくれたおかげじゃないですかあ⁉　もう私うれしくって！」「問題起こした言うな‼　結婚くらいで仕事辞めてんじゃねー‼」

こんなおバカな会話をしながら、少しは健全な組織運営に貢献できたのかなあとニンマリしたのです。

ヘッドハンティングで単科病院の管理者に着任

立て直しの協力をすることとなった病院はとても大きな医療法人グループの傘下となった病院でした。私はそのなかの、形成外科単科病院のテコ入れのためにヘッドハンティングを受けたのでした。誘ってくれた看護学校の教員は信頼のおける人で、その医療グループも大規模でしたから転職先として申し分はありませんでした。何よりも私の働きぶりを評価して誘ってくれたことがうれしかったので、私はその誘いを受けて単科病院の管理職として着任したのでした。

しかし、いざ着任してみると手強い問題を多く抱えている病院でした。そもそも形成外科は手術や病気、けがで失われた組織の再建などを手掛ける診療科です。そのため総合病院の一部門としては重要ですが、形成外科のみの単科病院としては経営が難しいという面があります。そこで経営を成り立たせるために、急性期の病院から回復の見込みがなく植物状態になっている患者さんを受け入れて、形成外科病棟と併設して介護病棟を作っていたのです。

私が任されたのはその介護病棟で、働く看護師には覇気がなく暗い雰囲気が漂っていました。それもそのはずで、病院長の主眼は形成外科にあり、介護病棟は収益改善策の一つとしかとらえられていなかったのです。

看護師も精鋭たちは形成外科の配属となって、介護病棟は主任以外全員准看護師という人員配置でした。そのため患者さんも適切にケアされている状態とは言い難く、気管切開の患者さんが多いため気管口からは痰が吹き出したまま、よだれを流していたり、顔や首周りの汚染が著しく、あちこちで排泄物の臭いが漂ったりするような非衛生的な状態だったのです。私はやる気のない看護師と重度障害の患者さんたちを前にして、いったいどのように病棟のマネジメントをすればいいのか途方に暮れてしまいました。

それでも看護としてできることはあると分かっています。遷延性意識障害の人ばかりであっても、根気よくケアすることで少しでも感覚を刺激して、衛生的な環境で気持ちよく療養していただく事は可能です。ですからおむつや眼脂《めやに》、痰などをすべてきれいにして、日中はできるだけ日光浴をしたり、ときには病室からベッドごと運び出して違う景色を見せたりしました。脳に少しでも刺激を与えたいと、音楽を聴かせることもありました。

はじめての管理職大失敗に終わる

しかし、患者さんのために少しでも良い療養環境を整えようとする私を見る看護師たちの目は冷ややかでした。かつて私が患者さんの身体を拘束する抑制廃止を訴えた上司のことを理解できないと思ったように、働く看護師にはなぜ私が回復する見込みのない患者さんに対してそこまでのケアをするのか、理解ができないようでした。

さらに病院開設者である院長に一種のカリスマ性があり、古くから強いリーダーシップを発揮して組織を牽引してきたため、古参の職員たちは院長に対する忠誠心が強いという特徴がありました。そのため経営権は譲ったかもしれないが自分たちはあくまでも院長の部下であり、新参者の言うことなど聞くつもりはないという意志が看護師たちの言葉の端々に表れていたので、そもそも看護の独自性を発揮するという私の目論見は的外れだったのです。医師に育てられ、医師の役に立つことに価値を置いている看護師たちに、看護の本質を問うても対話にすらならず、私と現場の間には深い溝ができていきました。

現場スタッフと関係性を構築できず成果を出せなかった私に対して、本部から辞職を促すような話もあり、私は半年という短い期間で病院を去ることに決めました。

ところが退職して数カ月ほど後、私が在籍した病棟で大量の結核感染が起こり、患者さんのみならず看護師にも多くの感染者が出て、病院自体が閉院するというニュースを目にしたのです。私は驚き、強いショックを受けました。たとえ理解し合えなかったとはいえ一度は一緒に働いた仲間たちの被害は痛ましく、患者さんにも申し訳なく思いました。だって、私もその責任の一端を担っていたのですから。

自責の念で引きこもる日々

驚きはしましたが、なるべくしてなったという感覚もありました。非常に不衛生な寝床環境で、自分自身が在籍していた時から、さまざまな感染症の蔓延が懸念されていたからです。懸念していたのに予防できなかった大きな惨事に、改めて自分のマネジメントが最悪だったことと向き合わざるを得なかったのです。

当時、何人かの部下から「上から目線」という言葉をぶつけられました。患者さんのためにもっとこうしてみよう、ああしてみようという言葉が、部下たちには「あれができていない、これができていない」と受け止められたのかもしれません。

よく考えてみれば、自分だって看護なんて何なのかよく分からないまま日常業務さえまともにこなせていなかったのに、なぜ病棟スタッフたちと経験の共有から始めなかったのだろうか。当時の自分は、ちょっとは形になってきた自分の看護観を振りかざしただけ。上から目線と言われればそのとおりだったかもしれません。少なくとも患者中心という共通言語をもっている看護師集団の中ではリーダーシップを発揮できたけれど、ちょっと毛色の違う集団に対してあの手この手で違うリーダーシップに切り替えるという柔軟性をもち合わせてはいなかった。正しさも優先順位も好き嫌いも皆違うのに、自分の価値観と全く違う集団に嫌悪感を抱いていた。今でこそさまざまな学びほぐしをしてきたことで、敬意を払えない相手にもその立場やそう考えるに至った経緯を理解しようと努力することはできます。どのような相手でも協働できる点を探るということが重要なのだと分かっています。でも当時はそのような複雑な課題に対処するための学習や修練が全くできていないことに気づかないまま、職位を得てしまったのです。つまりマネジャーとしては未熟だったという事です。うまくいくはずがなかったのです。その結果が患者さんと職員に災禍をもたらした。激しく自己嫌悪に陥り、しばらくは看護の現場に戻ることができませんでした。家に引きこもり、時折予備校のアルバイトをする日々が続きました。毎日考えてもその時の自分では答えの出ないことを考えて、軽く抑うつ状態にあったと思います。

しかしこの体験がつい4年ほど前、自分を認めてあげられる貴重な内省の機会となりました。『組織で生きる』（医学書院）の著者であり、オフィスＫＡＴＳＵＨＡＲＡの代表である勝原裕美子さんが主催する勝原私塾に参加したことがきっかけです。勝原さんが研究開発された、倫理的意思決定プロセスというモデルを学びました。そのモデルに従って同じく入塾した看護師の仲間たちにも手伝ってもらい、当時のつらい体験を振り返りました。そして、当時の自分はできていなかったことばかりに注目していたけれど、倫理的観点で見ればできていたこともあったと、自分を認めてあげられたのです。それは看護の力にだけは疑いをもたず、患者さんのために必要なケアを貫いていたこと。そして衛生管理の不足について、聞いてはもらえなくても警鐘は鳴らしていたことです。当時やっていた看護だけは間違いじゃなかった。そして、自分も未熟だったけど、やはり病院というシステム、医師中心の組織は、看護師を生かさないのだと改めて思ったのです。余談になってしまいましたが、このように重要な気づきが得られる「勝原私塾」を、私は全国の悩める看護管理者にぜひお勧めしたいと思います。

当時の話に戻ります。失意の底を漂っていた私でしたが、やはり看護の世界に身を置きたいという欲求は抑えられず、数カ月の充電期間を経て復職をしました。

以前療養型病床群に勤めていた時に、業務命令で介護支援専門員の資格を取っていましたが一度もその資格を使ったことがなかったので、思い切って病院という世界を飛び出し、営利法人の介護会社に就職してみました。ケアマネジャーを10人ほど率いる居宅介護支援事業所の管理者を務めたり、支部を統括する責任者として訪問看護ステーションの開設に関わったり、とてもやりがいのある仕事をさせてもらいました。

しかし経営層の営利至上主義が苛烈を極め、無理な店舗数拡大を進めた結果、最終的には介護保険法に定められる人員基準を満たさないまま営業している事業所が次々行政に摘発され停止処分を受け、会社は破綻してしまいました。

市場原理で動く世界に怖さを感じた私は、つい守りに入ってしまい、公的な母体が運営する病院に再就職しました。その頃既に40歳になっていたので、これが最後の自分の職場になるかもしれない、精いっぱい働こうと思っていました。

しかしやはり病院は私にとって窮屈な場所でした。患者さん本位ではない病院ルールで動く世界。何事もパスどおりに進め、安易な身体抑制がまかりとおる毎日。抑制の必要性をたった一人で問う私は相変わらず異端児です。

介護保険に精通しているということで上司から退院支援パンフレットを作成するよう指示されたのですが、制度に即した在宅サービス内容の説明書きに、もっと自由に使えるイメージで書くように指示され困惑。公的保険サービスなのでさまざまな制約があることを説明しても一向に理解ができない様子。条文を提示しても「難しくて分からないからどういうことが書いてあるのかあなたの言葉で説明してよ」と言われる始末。呆れてパンフレット作成の担当を外してほしいと訴えたら「あなたそういう態度はやめたほうが良いと思うわよ」とまた恫喝。

「何故」を考えることが許されない日常。そんな世界に辟易し、常に多くの不満を抱えながらもその世界に仕事と収入を依存している自分にもうんざり。そんな時、ある企業から再度ヘッドハンティングの声がかかりました。以前勤めていた介護会社の同僚から私の仕事ぶりを聞き、新たに立ち上げる訪問看護ステーションを任せる人材として声をかけてくれたとのことでした。

公立病院を退職し、訪問看護ステーションの立ち上げに関わる

前職で訪問看護ステーションの立ち上げに関わっていて、訪問看護の魅力を十分に理解していた私にとって、まさに渡りに船の誘いでした。これまで培った看護力も失敗を通じて学んだマネジメント力も、すべてを試せる仕事だと胸が高鳴りました。私は思い切ってその企業に転職しました。

看護師の採用から、北海道の事業指定取得、パンフレットも契約書もすべて手作りで必要なものを整えていきました。その手作りパンフレットを手に、札幌中の病院や介護事業所に1軒ずつ、挨拶回りをしました。すると、1人また1人と依頼が来るようになりました。そうして入っていった地域の患者さん宅は、想像以上に看護を必要としていました。

家族の支援に乏しい高齢者は、その日を生きるのも精いっぱいということが珍しくありません。独居の高齢者の孤独は深刻で、いかにセーフティーネットの網の目からこぼれ

てしまっているかを思い知らされました。初めて訪問した療養者は、布団の中で脱水状態となっており、意識もやや混濁している様子でした。おそらくあと数日訪問が遅れていたら、命の危険もあったと思います。抱き起こして少しずつ水を含ませるところから始まった訪問看護でした。

驚きの連続であると同時に、訪問看護はやりがいの宝庫でもありました。ある糖尿病の方の訪問をクリニックから依頼されて、ご自宅を訪ねてみると、真冬なのにストーブは消されていて室温は10℃。夕方の5時半くらいだったので外はもう暗く、室内灯を消した真っ暗なお部屋で、山さん（仮名）はすでに布団に入って休んでいました。

ご挨拶のあと「ずいぶん早くお休みになるんですね」と問いかけると「誰も来ねえし金はねえし、寝るしかねえべさ」ととても淋しいことをおっしゃいます。今日はどんな食べ物を召し上がったか尋ねると「あー昼に大福もちふたつ食べたな。そんだけだ」と驚きの食生活が明かされたのです！　見ると目は落ちくぼみ手足は棒切れのようにやせ細っています。足の冷感は強く皮膚も紫色になっています。

平均の血糖値は400を超え、インスリンも極量を打っていると主治医から聞き、糖尿病もかなり進行した状態にあると見受けられました。「ねえ山さん、手足がとっても冷えてるから、寝る前に温かいものを飲んで、身体を温めませんか。そのほうがよく眠れると思うんだけど」「うちにはなんもねーぞ？」と怪訝な顔をされましたが、冷蔵庫を見せてもらうと、少ししなびたニンジン、玉ねぎ、卵1個、味噌と顆粒出汁がありました。「山さん立派な材料があるじゃない。ご自分でも作れるように、作り方を見ていてくださいね」。ニンジンと玉ねぎをよく煮込んで、味噌を少量、出汁を多めに、溶き卵を流し込んで熱々のお味噌汁を作りました。なんのことはないただのお味噌汁なのですが「うまいなあ。これなら何杯でも食べてえなあ」と喜んでくださいました。次の訪問の時には、なんとたくさんの野菜を買いそろえ、ご飯も炊いておられました。「なんか初対面のあんたに心配かけちゃったようだから、俺も少しまともなもの食わなきゃと思ってよ」なんてうれしいことを言ってくれます。ちゃんと分かる人なのです。淋しさが生活を投げやりにしていただけです。こうして週1回の訪問看護は調理実習の時間になりました。2人で栄養たっぷりのごちそう味噌汁を次々開発して、いつの間にか山さんは1日3食をしっかり食べてくれるようになりました。そして訪問時にはご自分で考えたレシピを教えてくださるのが、楽しみとなっていたようです。

このように地域で孤独のなか療養を続けている方々は、私たち訪問看護師が来るのを心待ちにしてくれています。訪問看護は、正しい看護を行えば人はどんどん元気になってくれるということを実証できる場でした。私はこうした場で死の淵にあっても看護の力があれば人は心豊かに旅立てるということを何度も経験したのです。

地域で看護の力を存分に発揮して、最期まで自宅で過ごしたい患者さんたちを支えたり、家族と一緒に望むケアを提供したりしていくうちに、自分が今までいかに病院という狭い世界で不自由な看護をしていたかを改めて思い知らされた気がしました。病院は大きな組織ですから、医療優先の厳しいルールが存在します。看護師は往々にして、患者さんの思いを尊重するよりも、ルールを優先しなければならないことにジレンマを感じます。医師を頂点とした厳然たるヒエラルキーも存在します。硬直した組織のなかで、一人ひとりの看護師が医師に対して異論を唱えるのが困難なケースも少なくありません。

では、在宅看護の世界になんの制約も、しがらみもないのかといえばそうではありません。患者さんが退院した病院の主治医から指示をもらう際にあまり情報共有をしていただけず、在宅生活にも興味をもっていただけず、心配な変化を報告しても次回の定期受診の際に診ますとそっけない返事が返ってくるなんていうこともあります。

訪問診療医にしてもあまり在宅医療志向ではなく、医師としての手腕にこだわりがあり、次々と山盛りのお薬を処方する方もいますし、逆にお年寄りには何もしないほうが良いという方針をおもちで、ご家族、ご本人の意向は無視して食事量が低下してきたらもう終わりと、餓死するまで何もしない医師もおられました。自分のところの職員が普段どんな失敗をしているのかも分からず、またそれをうちの看護師がフォローしていることもあるというのに、うちの看護師が不手際であると直接電話でガンガン責めてくる医師もおられます。同じ院内で部下を叱るのとはわけが違い、在宅の場合は違う法人同士がチームを組んで患者さんの医療、ケアに当たるシステムなので、もう少しアサーティブや礼節をわきまえてほしいなあと思うこともあります。

逆に訪問看護は看護師が単独でサービスを提供する仕事なので、自社の看護師が日々どんな接遇やケアをしているのか、療養者以外の目に触れることがありません。外部機関とのコミュニケーションや協働の仕方も、ひとたび研修期間を終えて単独で動くようになると、管理者が直接目にする機会が少なくなります。そのため一人ひとりの看護師の仕事の質を保証するということがとても難しい領域であるといえます。自社内でもこれまで、悪気はなくともいつの間にか我流に傾き、療養者にとって最善でない看護を漫然と行っていたという事例はいくつもあります。ある分野において極端に技術が未熟であるということがクレームによって判明することもあります。だから、社員教育には最大限の努力をしつつ、他所からの指摘には一部の事実が含まれているかもしれないと、謙虚に受け止める必要があると考えています。基本的に私は身内贔屓で、うちのナースサイコー!!と思っていますし信じていますが、妄信してはいけないと自分を戒めています。

どの領域にも難しさはあるにせよ、在宅看護の世界では人々の生活を重視し、療養者の声にじっくり耳を傾け、療養者と家族が幸せになれるケアを存分に提供することが可能です。医療ファーストではなく、生活ファーストで健康づくりを推進していくからです。

病気を選ぶことはできませんし、完治は難しいことがほとんどですが、療養法をうまく生活の中に組み入れて、できるだけその人らしい生活の中で健康を維持していくことは可能です。病院よりも看護師が単独で患者さんの状態を把握する、適切に医療処置やアドバイスを行う、生活改善で元気を取り戻してもらう、といった看護独自の能力で結果に責任を果たしますので、看護が本当に好きで、つらい症状を良くしたい、元気になってもらいたいと真摯に願う看護師には充実感いっぱいの領域といえるでしょう。またこれは、病院とも共通するところかもしれませんが、医師やコメディカルの中にも、看護師の声に耳を傾け、一緒に患者さんの幸せを考えてくださる方は少数ながらいらっしゃいます。在宅領域では特に医師の数がまだまだ不足しており、自分の目や手の代わりになって動く看護師を必要としています。看護独自の力にご理解があり、あてにして頼ってくださる医師との協働はこちらもより、やりがい感が高まります。そのようなチームで主体的に働けることも、在宅看護特有の喜びかもしれません。

開設3年で患者さんは100人突破も、相次いだ給与遅延

病院で長く働いていたからこそ病院における看護のあり方に疑問を感じていた私にとって、訪問看護の仕事はやりがいに満ちていて、水を得た魚のように生き生きと働くことができました。幸いなことに同じ志をもつ仲間にも恵まれ、開設から3年が経つ頃には看護

師数は10人を数え、患者さんの数も100人を超えて、利益もしっかり確保できるようになっていきました。

ところが、何もかも順風満帆だったはずなのに、この頃から度々給料の遅延や予定していたボーナスの未払いが起こるようになり、職員たちに動揺が走りました。私も本部に何度も掛け合い、経営不振の部門があるのならば教えてほしい、自分たちも立て直しに協力させてほしいと伝えました。しかし、本部からの回答は「たまたま支払いが重なっただけ。来月にはきっと払うから、待ってほしい」という言い訳ばかりでした。私たちはまるで、事業の全体像を知ることができなかったのです。そうするうちに会社の実質ナンバー2である経理部長の退職が発表されました。その人は私たちに同情してくれたのか、退職間際に会社で起きている事態を正直に話してくれました。

ナンバー2の退職で知らされた衝撃の事実

実は会社にはもともと数億円単位の負債があり、経営立て直しのために成長産業とされていた介護事業に進出したということでした。その後訪問看護事業にも進出して3年が経ちましたが、あまりに負債額が大きいため、訪問看護の売り上げはすべて借金利息の返済に回ってしまい、倒産が目の前に迫っているということでした。翌月には訪問看護部門も併せて介護事業を売却する予定だとも聞かされました。なお悪いことに売却先は、私もよく知る利用者に対する対応が極めてずさんで評判の悪い介護サービス企業だったのです。

目の前が真っ暗になりました。看護師人生最大の危機です。会社のことをよく調べもせずに入社し、無邪気に夢を語って多くの仲間を集めてしまったのです。彼、彼女らの履歴に傷をつけてしまう、利用者にも多大な迷惑をかけてしまう、一体どうしたらよい⁉

自分だって、これまで決して楽な道を歩んできたわけじゃなく、多くの挫折と再起を繰り返して25年、やっと看護が自分の誇れるスキルになったというのに、ここまでやってもこんな目にあうのか。もう私は看護の神様に見捨てられているのだろうか。

大体顧客と看護師をまとめて売却するって、何時代の生まれだよ⁉　無断でやったらそれ昔でいう人身売買だから‼　このブラック経営者が‼　そんな最低人間のただの金策に利用された‼　看護がコケにされた‼　自分のバカバカバカ‼と激しい怒りに苛まれ自分を見失いそうになっていました。恥ずかしくて、情けなくて、もう私はこの札幌市で、看護師として働くことなどできなくなるんじゃないか……などと考えて毎晩さめざめと泣いたりもしました。

その一方で、ここまで作り込んで、人材も収益も一定水準を満たしている訪問看護ステーションなら、欲しいと言ってくれる医療法人や社会福祉法人があるのではないかとも考えました。持てる人脈を駆使して相談に回ってみましたが、どこも色よい返事はもらえず、判断には時間がかかるといわれ、売却までの期限が刻々と迫っていました。

散々泣いたり、吠えたり、経営者と対決を繰り返したりの苦しみの末に辿り着いた答えは「患者さんに信を問う」でした。私は看護という仕事をまっとうするだけ。それは患者さんにとってどうすることが一番望ましいのか、患者さんの声を聴くことだと原点に戻ったのです。私を信頼し、最後まで人生に寄り添ってほしいと契約を交わしてくれた患者さんに対し、今の状況でどうすることが一番望ましいのか、考えつく限りのご提案をして、一人ひとりのご意見を伺おうと考えました。

私生活では、職場で起きていることの概要を夫に話していたのですが、幾度となくそんな会社は早く辞めるようにと迫られました。しかし意に介さず昼夜問わず職場に向かう私に夫が腹を立て、口論が絶えなくなりました。職場と家庭の二重のストレスでは患者さんに最善を尽くすことができないと考えた私は家を出て、自ら退路を断ちました。

このとき頭の片隅によぎった「ああ、私は離婚を経験するんだな……」という感覚が現実になることはありませんでしたが、とにかくその時の私は看護師として、管理者として、患者さんへの責任を果たすことに照準を合わせたのです。

起死回生の策で、2週間で会社を起業する

考えた末に決断した起死回生の策は、自分自身で会社を起業することでした。自分が利用者の受け皿になろうと考えた私はすぐに書店で起業のための本を買い込み、法人としての登記を完了したのです。起業を思い立って登記までわずか2週間でした。

私は訪問看護利用者の皆さんに対して自分が知りえた限りで当時、社内に起こった出来事を正直に伝え、三つの選択肢を提示しました。

・現経営者に説明を求め責任を取ってもらう

・母体のしっかりした別の訪問看護ステーションを紹介して引き継ぐ
・私の設立する訪問看護ステーションを利用し、会社名は変わるが今まで来ていた看護師が引き続き訪問する

三つの案を提示すると、健康状態が回復して訪問看護が必要なくなる見通しの人以外はほぼ全員、最後の選択肢を選んでくれました。高齢者の多くは変化に弱く、慣れ親しんだ人や環境を維持したいという思いをもっています。訪問看護を使わなくなるのが一番ではありますが対象となる人々は慢性疾患や老衰の方が多いので、必然的に一度契約すると数年単位の長いお付き合いとなります。どの方もたくさんお話を伺い、気心が知れていたので、このままお願いしたいと言ってくれたのです。

私は利用者の皆さんのお答えをありがたく感じると同時に、後戻りはできない、と身の引き締まる思いがしました。次は部下たちに対する説明責任を果たしました。当時在籍していた看護師10人に会社の状況を説明するとすぐに4人が退職し、数人は私を疑い、経営者に私の行動を逐一報告するなどの行動に出ていました。最終的にはたった2人が私を信

じて、一緒に利用者を引き受けると言ってくれました。そこから利用者に継続的なケアを提供するための準備が始まりました。

訪問看護ステーションを開設するには法人格を有していると同時に、都道府県知事または政令指定都市からの「指定」を受けることが必要です。指定を受けるには所定の書式に必要事項をすべて記入して、定款や事務所の賃貸契約書や看護師の経歴など必要書類を添付して、A4リングファイル1冊分くらいになる分厚い「指定申請書類一式」を本庁の担当窓口に提出することが必要です。つまり、訪問看護ステーションは開設したいと思ってすぐ始められるものではないのです。まず会社を設立して、事務所を決めて賃貸契約を済ませて、常勤換算で2・5人の看護師と雇用契約を結んだうえで、知事に指定申請をして指定通知書を受け取って初めて開業できるようになるのです。指定申請をしてから指定通知が届くまで、おおよそ1カ月かかるといわれています。役所曰く、一つの不備もなく完璧な申請書類一式を多くの人は1回で作成できないからだそうです。何度か修正を求められたうえでようやく受理されるのが一般的なので1カ月を見ておくように言うそうです。

私はこのころ普通ではあり得ない「行きがかり上、緊急に起業せざるを得ない状況」にあり、一つでも順序を間違えて後れを取ったら利用者たちとの約束を守れないという追い詰められた心境でした。神経を張り詰めて、おそらくゾーンに入っていた⁉と思うのですが、指定申請書類に一点の不備もなく、2週間で指定通知書をゲットしました。

この本を読んでくださっている方の中に、今後訪問看護ステーションを開設したいとお考えの方がいらしたら、どうぞ余裕をもってじっくり準備してくださいと言いたいです。逆に急いで開業したいとお考えの方がいらしたら、あまりお勧めはしませんが、最短1カ月でできるということを、実証済みの私からお伝えしておこうと思います。

ブラック企業に在籍し、通常どおりの勤務に従事しながら夜間や休日を使って新会社の開業準備を進めるという無茶なことをやりましたが、利用者の皆さんが応援してくれて、新たに契約を結びなおすことも面倒がらずに協力してくださり、準備は粛々と進んでいきました。慌ただしく日々が過ぎていく中、退職した経理部長の告白どおり、自社の経営者と買い取り側の経営者が、そろって私のもとにやってきました。ここで初めて経営者の口から「売却」という言葉が出てきました。しかし、この時点になっても会社の内情は説明されず、看護師の雇用を守り、利用者への安定的なサービス提供のためなどと、どの口が言ってるのか分からない呆れた言い訳を繰り返していました。

「介護保険サービスは要介護者が任意で利用するサービスですよ？　いきなり売却といわれても、もうすでにこの会社の不安定さに不信を抱いてほかの訪問看護ステーションを利用したいというご利用者が大半でしたので他所を紹介してしまいました。あと数人の方は訪問看護を終了するとおっしゃっているので、今から売却先の訪問看護を使ってくださるかどうか伺いに行ってみてはいかがですか？　看護師は私を含め現在仕籍している5人のうち3人の退職が決まっていますから、残り2人が売却の対象になりますか？　でもそれじゃあ、訪問看護ステーションとして売却するのは無理ですね。常勤換算で2・5人の看護師がいなければ訪問看護ステーションは営業できないことになっていますから。まず先に休止届を出さないと。このM&Aどう考えても無理があるんじゃないですかあ？」

しれっと説明する私を、2人のブラック社長が目を血走らせ、鬼の形相で睨みつけていたことを今も覚えています。しかしいくら凄んでみたとて、後の祭りでした。彼らのずさんで義に欠ける売買計画は完全に阻止されたのですから。私は心の中で「看護なめんなばーか」と舌を出していました。結局、私はその年の3月31日までその会社で訪問看護を提供し、4月1日からは自分の会社で訪問看護を提供するという、利用者と交わした約束を守ることができたのです。

看護師生命が繋がった！と安堵する一方、本来自分の人生計画になかった「経営者」という道を選んで本当に良かったのか、迷いはありました。そもそも自分の能力以上のことを、火事場の馬鹿力で成し遂げてしまった。続くのか？　一体これからどれだけの勉強をしなければいけないのか？

会社をつぶしたら結局はあのブラック社長と同じなんだ。借金と赤字は罪悪だ‼　看護は人々の役に立つ重要な力であることに間違いはないのだから、絶対に看護を独立したビジネスとして成立させる‼　そんなさまざまな思いが常に頭の中をぐるぐる巡って、一時も気を休めることができませんでした。大海に小さなボートで漕ぎ出すような恐れと不安がありました。

それでも、信じてくれる利用者と2人の仲間という拠り所があって動き出したこの小さな会社が、どうか患者中心の看護からぶれませんようにと祈りながら、激しくも豊かな看護&経営全力投球生活が幕を開けたのです。

限界を突破せよ‼　個々の暮らしを全力で支えた起業暴走時代

自分で会社を設立し晴れて思う存分やりたい看護ができるようになりました。が、しかし、何せ3人の看護師で運営する超零細企業なので、尋常ではない働き方になってしまいました。当時の1日の業務スケジュールを振り返ってみると……

6時　1件目の訪問スタート。脳腫瘍末期の男性。自宅で最期を迎えたいと退院してきた方。脳圧亢進症状が強く緩和のためグリセオールを点滴。

7時　2件目は90歳パーキンソン病末期の女性。人工呼吸器装着中。サクションと口腔ケア。全身清拭と褥瘡処置。

8時　1件目のお宅の点滴終了、ロックをして3件目、お薬セットと体調確認のお宅へ移動。

10時　4件目は脊髄損傷40代の女性。拘縮予防のリハビリと排便援助。幼稚園の子供の育児に悩んでいて相談援助。必要な社会資源に繫ぐ。

11時　5件目は日中独居の90代女性のインスリン注射。認知症状が進んできており回想法など取り入れレクリエーションを行う。

12時　6件目はレビー小体型認知症で日中独居の70代女性。ご家族がいない時間の胃ろう栄養を投与。

13時　2件目の人工呼吸器のお宅に再訪問。サクション口腔ケアと状態観察。

14時　7件目は肝臓がん末期の60代男性。殺人罪と違法薬物で30年以上服役していた人。いうことを聞かず病院から出されてしまった。アミノ酸製剤の点滴と飲酒・喫煙への説教。

15時　8件目は老衰末期の80代男性。在宅看取りへの理解がなかなか得られず、療養型病院から苦労して家に連れ帰った人。状態確認と介護指導。奥様がそれはお料理上手で、最高級のミキサー食を作っていた。

16時　9件目はグループホームの発熱者に特別指示で点滴。

17時　10件目は心臓病の夫と重度認知症の妻の二人暮らし。身内は遠方。安否確認と服薬管理だが、入っていくと妻がぐったりして動きが悪い!!　微熱程度でバイタルは変化なし。周辺状況と夫への聞き取りで、古いコンビニ弁当を食べひどく下痢をしていることが分かった!!　スポーツドリンクとお粥で様子を見るように夫へ伝え一件落着。

18時　人工呼吸器のお宅に3度目の訪問。ペットのわんこが呼吸器のホースに飛びつこうとするので位置調整。すぐご近所、脳腫瘍1件目のお宅へ2回目のグリセオール点滴。

19時　9件目のグループホーム発熱者の点滴終了、ロック。

20時　脳腫瘍の方の点滴終了、ロック。

21時　11件目は糖尿病、認知症の夫とパーキンソン病の妻ともに80代の二人暮らし。ヘルパーさんが用意してくれた夕食の食べ具合を見て夫にインスリン注射、妻のトイレ介助と就寝援助。二人してワインを飲みすぎていたからキーッと怒る。

22時　8件目のお宅から、喉がごろごろして苦しそうだと緊急コール。訪問診療医と相談してサクション開始。

こんな風に毎日およそ朝6時から23時くらいまで訪問に回っていましたので、1日の売り上げ集計や翌日の訪問スケジュールの調整、最低限の身支度などを行うと、どんなに頑張っても1日の睡眠時間は2~3時間しか取れませんでした。ほかの2人の看護師も8時~21時くらいまで頑張ってもらいましたので、当然超過勤務として手当はお支払いしましたが、お金の問題だけでは済まず、このままでは3人とも身体を壊してしまうという危機感がありました。けれども、私たちはなかなか挫けませんでした。だってみんなが毎日待っているのですから。

病院勤め時代には、こんなに患者さんから一人の看護師として求められ、訪室を待ち焦がれてくれるなんてことはなかったと、3人とも強く感じていました。私たちもお一人お一人のこれまでの人生を折に触れ聞かせてもらっているので、例えるなら哲学者マルティン・ブーバーが唱えた概念である「我と汝」の関係でしか見ることができなくなっていたのです。

つまり、「下肢筋力が低下し、危なっかしい暮らしをしている独居老人」ではなく「75歳まで清掃員として働き、孫の大学費用を出してあげて、腰を悪くしてあまり出かけられなくなったが、立派になった孫がお正月に顔を見せてくれるのを楽しみにしているテイ子さん」という認識です。

医療・福祉の専門家や関係性の希薄なご身内、ご近所から見れば、危ないから早くどこかの施設に入ったほうがよい人たちというひとくくりになるのかもしれません。けれど、ご本人たちはたくましく自分本来の暮らしを続けている生活者なのです。

たとえギリギリの状態であっても、私たちが通うことで1日でも長く望む生活が続くなら、徹底的に支え続けるという強い思いが醸成され、倒れるわけにはいかないという気力が3人を支えていました。

このような「人間対人間の看護」に意識が移行すると、大勢の「患者さん」に標準的な医療をつつがなく提供する「三人称の看護」には戻れません。生涯をかけて打ち込む領域であると初期の頃から覚悟が決まりました。そして政策でもある「地域包括ケアシステム」を本気で構築する一員になりたいと強く思いました。

だって医療費を抑制したい国と、病院に長くいると決して元気にならない、幸せにならない高齢者と、利害が一致しているのです。自分の住む街を巡り、人々の生活史の中に没入する看護を展開していると、やっと育ち始めているシステムの萌芽を絶対につぶしてはならないという公の精神が強くなっていきました。

自分の住みたい街で、一緒にいたい人と一緒に過ごし、死にたい場所で死ぬ。この当たり前の権利が侵害され、高齢者が病院と施設をたらいまわしにされている国が先進国といえるのか。病院の中にいるとなかなか分かり得ない感覚だと思います。まだ足りない！あともう少し！　支援の手があれば、と何度も悔しい思いをしながら病院に繋ぎ、帰ってこられない人をたくさん見てきたからこその問題意識です。病態、年齢、寿命だけでは割り切れない医療・看護の貧しさを肌で感じてきたのです。

ムリはしたが、立場に育てられ自分の使命を知る

では、自分は何を為せるのか。私は実業家としては全くの素人から始まり、社会情勢や制度の変遷にも無知でしたので、初めは自分の失敗を贖い、目の前の患者さんに責任を果たすという贖罪のような気持ちだけで会社経営を行っていました。

しかし、これまで綴ってきたように地域の実情、人々のリアルな日常、解決されていな

い社会課題など多くの事柄が一気に目に飛び込んできて、会社組織だからこそまだまだできることがあると少しずつ分かっていったのです。

そしてまずは、近隣地域を救う揺るぎない看護基地を作っていこうと目標を定めました。そのために最初に行ったのは仲間を増やすことでした。誰か1人が倒れたらアウト！というような組織をいつまでも続けていては、この先長く地域を支えていけません。他者が聞けば笑ってしまうかもしれませんが、今の私は100年先の未来にナースエナジーの看護をお届けする!!と本気で考えて日々の事業展開を行っています。

開業から1年ほどは利益率35％という無茶な売り上げ方をしていましたので、その使い道の大半は死にそうになって働いてくれている2人の仲間への分配に回しましたが、人材獲得にも投資をしました。有料の広告を何本も打ち、短時間でも働いてくれるならダブルワークも奨励しました。年齢制限も全く設けず、新卒から後期高齢者までを広く募集しました。

しかし、これが困難を極めました。いくら募集を出しても、半年間は音沙汰なし。やっと応募が来たと思っても、「もう歳なので忙しい病院勤めからゆったりした訪問看護に移りたい」という勘違いな人や「夜勤をしたくないので転職をしたいがもう少し時給を上げてもらえないか」と要求してくる人など、あまり看護観のしっかりしていない、それ以前に社会人の就職面接における態度としていかがなものかという40代50代ばかり。それでもとにかく入ってもらって育成をしようという考えでしたが、そういう人たちはあまり長く続きませんでした。

こんなに大変だと思わなかった、ひと月の給与の手取り額を見て愕然としたなど、目の前の事象にとらわれるものの考え方なので、長期的に充実した看護師としてのキャリア形成をしようという観念がないのです。収入面だって、当社は訪問看護業界の平均よりは高い賃金を設定してますし、年収で言ったら外来勤務の看護師さんより高いくらいです。研修は全額会社が負担しています。でもとにかく目の前の手取り現金しか見ないのです。同じように数十年の時をかけて看護の仕事に携わってきた者同士なのに、目指しているところが違いすぎてうすら寒い気持ちになったものです。

本当に当時から、どうして看護師は病院にばかり集まっているのだろうと言いようのない怒りがこみあげていました。その長年の病院勤めの果てが、楽してお金をもらいたいか!!

キャリア教育ってちゃんとやってるのか⁉　看護は入院するほど悪くなった人にだけ提供すれば良いものなのか⁉　病院から出たあとはみんな自立でセルフケアできていると思っているのか⁉　少し視野を広げ、学べば、看護を必要とする場は病院以外にもたくさんあると分かるのに、延々病院の中に集団で籠っている。見ようとしなければ見えないのだから仕方がないのか。

とはいえ、怒りに翻弄されるばかりでは芸がありません。創業からの仲間と利用者のためには、数の力が何としても必要です。そこで、募集広告には待遇の説明だけではなく「看護師が経営する看護だけが売り物の会社です。初心者、ブランク歓迎。懇切丁寧にゼロから教えます。看護師としての幸せなキャリア形成をお約束します」という文言を添えるようにしました。

そして看護専門学校や看護大学での非常勤講師、病院での研修講師などを積極的に引き受け、ネットワークを広げていきました。そこで訪問看護の魅力を語り、興味をもつ人の母数を増やすことに力を注ぎました。その甲斐あってか現在は従業員数22人、看護職は16人となっています。今年は看護学校の教え子の中から初の就職者が現れて、来年には２人の新卒看護師を迎えます。それでもまだまだ小さな会社ですから、未来に向けてもっと看護職員を増やしていきたいと考えています。

色々と私見を書き連ねてしまいましたが、社会情勢のとらえ方はそうずれてはいないと自負しています。現在病院に勤める看護師さんたちにも、ぜひ一緒に考えていただきたいのです。そう遠くない将来、人口が減少し、働き手が減っていく社会で、病院は今の形を維持できるでしょうか？　社会保障費の側面からも病院数の削減、ダウンサイジングは必至だと思いませんか？　その時にはじき出されるように看護師は違う領域に出てくるのでしょうか？　でもそれって格好悪くないですか？　早い段階で必要とされている領域に自ら飛び込んでいくのが格好良くないですか？　病院から地域へ看護師の移行が起こることを訪問看護業界全体が切望しています。社会も求めているし、日本看護協会も後押ししてくれています。あとは病院に勤めている看護師さん一人ひとりの意識の問題です。

私は長い年月をかけて自分なりの成長を遂げてきたと思っています。不出来な准看護師からまともな看護師へ、仕事にのめりこむ看護バカ一代思想から、経営者という視座に立って看護起業家入門編まで来ている現在地です。とてもスローな成長ですが、在宅領域に挑んで現在進行形でまだまだ成長できる予感です。こんなに幸せなキャリアがあるのかと生まれてきたことに感謝をしているくらいです。

本当に喉から手が出るほど仲間が欲しいのです。この仕事の喜びを分かち合ってほしいし、ブレーンとなってこれからの在宅看護を一緒に創っていってほしいのです。当社の場合だと今のところ私の後継者がいないので、もれなく事業承継の権利を得るチャンスがオプションで付いてきます！

ぜひ一度、立ち止まってご自身のキャリアを見つめ、在宅領域で活躍することも選択肢に入れていただけないでしょうか。在宅の道を志した時には、できることなら株式会社ナースエナジーの門をたたいていただきたく心よりお願い申し上げます‼

［第3章］

病院の外には多くの在宅患者がいる
生きる力を高める‼
本物の看護力が試される訪問看護の世界

患者の居場所は「病院」と迷わず答える学生たち

私は看護学校で講師をしており、すでに准看護師として実務経験を積んでいる学生などを対象に授業をしています。あるとき、授業で学生に向かって「病気療養をされている方は地域と病院どちらが多いと思いますか？」と質問をしてみたことがありました。学生の答えは一様に「病院です」というものでした。

私は「確かに患者さんは病院にいるかもしれませんが、それは全体のごくわずかです。実際には入院にまで至らない多くの人々が地域で療養しているのです。要介護認定を受けている方は最近のデータで６８０万人くらいですから、特別に病気が悪化したり、急性症状が出たりしているわけではなくとも、要介護認定を持っているイコール健康上の課題を抱えている人が地域に多く存在していることが分かるでしょう？」と告げると、学生たちはハッとした顔をしました。学生たちは初めて在宅療養者が多数存在するという基本的な事実を自分たちが考えていなかったことに思い至るのです。

学生といってもすでに実務経験を積んでいる人ばかりですから、これは病院で働く医療従事者に起こりがちな錯覚といってよいでしょう。医療従事者は患者さんと病院で出会い、病院で別れるので、その前後の時間があって病気療養だという認識が欠けやすくなるのです。病院という場が患者さんの療養にとっては長い連続線上の一点に過ぎないことを見失いがちになってしまうのです。

訪問看護は重症者だけを対象としたものではない

介護保険サービスの中でも訪問看護は医療的なイメージが強く、医療依存度の高い方や特別な医療処置がある方など、重症者に対応するサービスであるとの認識をもたれているケアマネジャー、病院退院支援部門が多いように感じます。しかしこれは誤りです。本来であれば、訪問看護はまだ自立度の高い人、軽症者に対しても積極的に関わり、それによって地域の健康レベルを大きく引き上げる役割をもっているのです。これは私見ではなく、国際看護師協会が看護の対象をあらゆる健康レベルにある人と定義しており、健康の増進や疾病予防も看護の重要な役割と定めているのです。自分自身の経験に照らしても、わずかな健康障害が見え始めた初期の頃から関わらせてもらうほうが、その後の在宅生活

図表5　在宅患者訪問診療料、往診料の件数の推移

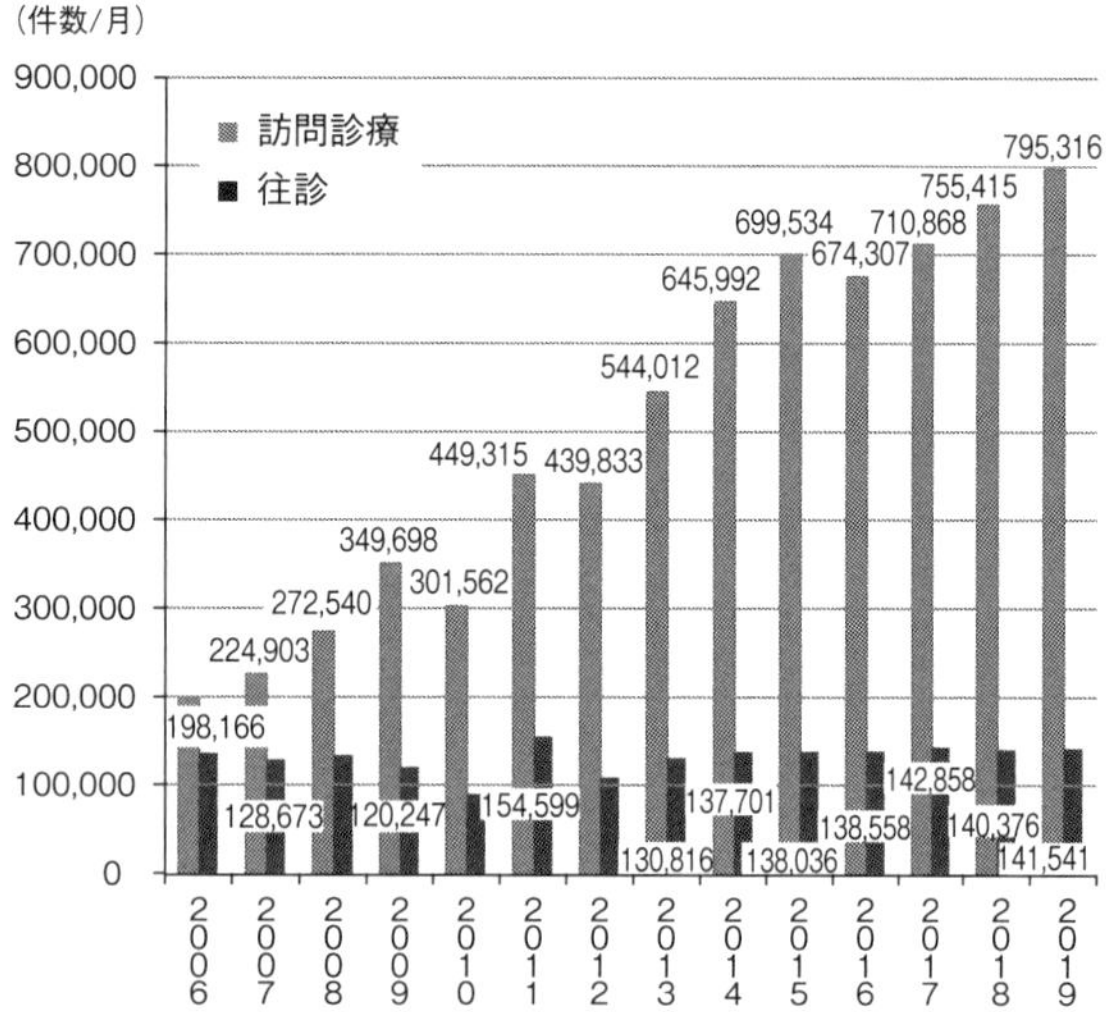

出典 厚生労働省「社会医療診療行為別統計」

を安定させやすいという実感を持っています。

　また、患者さん宅を訪問してマンツーマンでケアすることだけが訪問看護の仕事でもありません。もっと幅広く、地域住民を対象とした健康教育や普及啓発、情報発信などで役に立つこともできるのです。

　街中や訪問看護ステーション、あるいは大型スーパーやショッピングモールで血圧測定などをしながら健康相談に乗ることもできますし、必要に応じて受診勧奨をしたり専門医療に繋げたりすることだってできます。まだ自力で生活できていて、通院での病状コントロールが可能な要支援の人たちなどはまさに訪問看護師の力の見せ所となる対象です。生活習慣を一緒に整えて治療の効果を上げ、生きる力を最大限に引き出すことは看護の専売特許であり、健康寿命を大きく延ばすことも可能になるからです。

ところが、多くの場合地域で療養する障害のある人や高齢者は、人知れず健康障害を進行させてしまいます。ソーシャルネットワークがまだまだ不足しているのです。それまで病院に通えていた人の受診が途絶えても、チェックされる機能はありません。ケアマネジャーが付いていても、定期訪問は月1回なので変化に気づけず対応が遅れることもあります。

どう考えても訪問看護と繋がったほうが良いと思われる人が、実は放置されている実情が地域にはあるのです。だから、私たちは自発的に看護を必要としている人を見つけに行くことを大切にしています。地域で困難を抱えている人は多くの場合、頼れる人が身近にいなかったり、どこに助けを求めればよいのか情報をもっていなかったりします。

そのためこういったフットワークの軽さこそが、訪問看護の大きな武器ともいえるのです。

健康障害に先手を打つ！　地域に知られて一人前の訪問看護

私は地域での活動を継続することで病気の重症化を防ぐことができた事例をたくさん経験しています。例えばサービス付き高齢者向け住宅（サ高住）などは住まいの提供がメインで介護の提供は最低限であり、看護師が常駐していない施設も多く存在します。そのため入居者の状態の変化が察知されにくいという特徴があります。

そのような近隣の施設には日頃から挨拶回りをして、困っていることがあれば訪問看護に相談をしてほしいと声をかけるようにしています。

そうすると、すぐに受診する必要があるかどうかは分からないものの、このところ利用者の食が細くなっているという相談や、どうも活動が低下しているように感じ不安だというような相談がヘルパーから寄せられるようになります。また、サ高住と連携している訪問診療の医師から「ちょっと様子がおかしいと施設から連絡が入ったので見てきてほしい」と頼まれることもあり、行ってみると明らかな脱水症状で急遽点滴のオーダーとなるような事態もあります。

活動していると、周囲が訪問看護のニーズに気づいていなくとも、実際には必要な人がかなりの割合で存在することが分かります。例えば夏場などは容易に室内熱中症を起こしてしまう高齢者が多いので、そのような時も早めに訪問看護師が気づいて医療へ繋げることで、重症化して救急搬送されるようなことなく、すぐに健康を取り戻すことができるのです。

困りごとを抱えている人を見つけだすには、こういった考えをもって地域で活動している、私たちのような訪問看護師がいると知ってもらうことが重要です。例えば病院や居宅介護支援事業所、民生委員などと積極的に顔見知りになることで、気になる地域住民がいたときに「そういえば、こんな看護師がいたな」と思い出してもらえる存在になって一人前なのです。

地域の関係者と顔の見える関係になるために、自社では一人ひとりが自分のプロフィールを記したチラシを持ち歩いています。そして訪問の合間にまだ繋がりのない病院やクリニック、ケアマネジャー事業所、ヘルパー事業所などに立ち寄って、プロフィールを渡すように心がけているのです。

プロフィールには各自の写真付きで簡単な経歴と看護師としての得意分野、そしてどのような思いで訪問看護に関わっているかなどを記しています。そのうえで、気になる患者・利用者がいたら私たちに声をかけていただきたいとメッセージを添えています。

こうした活動に対して「訪問看護は営業をさせられる」ととらえる人もいると聞きます。しかし、そもそも医師にしてもケアマネジャーにしても、どういう人物かも分からない看護師に大切な患者・利用者の相談ができるでしょうか。だからこそ私たちは、自分自身がどんな人物で、何を大切に看護しているのか、地域に知ってもらうことが大切だと思っています。一人ひとりが個性をもった看護師として、地域に知られる存在になってほしいと願っているのです。

入るべくして入った訪問看護の世界

自社では、入社時のオリエンテーションで必ずお伝えしている「看護のチカラ」という文書があります。定期的な面談でも折に触れ、思い出してもらえるよう働きかけています。会社の使命・理念・行動指針の中にもそのスピリットがちりばめられています。

その内容は「看護のチカラは、人に寄り添い、生活に寄り添い、孤独から人を救うチカラ。健康に関する知識や技術を、温かな態度で提供し、人々がもっているそもそもの回復力を目覚めさせるチカラ。あらゆる手段を使って、あらゆる苦痛を和らげるチカラ。最期の時にあっては、その人らしく生き切ることを支えるチカラ」というものです。

これは、看護師となり数十年の時を経て、訪問看護の世界に辿り着いた私が、心から実感している看護の本懐といえるようなものを言語化してみたものです。そして訪問看護の仕事に関わり15年が経過した今、つくづく感じるのは私自身が訪問看護の世界に入るべくして入ったのだということです。もちろんさまざまな成り行きがあって辿り着いた場所ではありますが、病院時代からひたむきに看護には打ち込んできたつもりです。しかし、訪問看護の現場を実際に体験して初めて、その人本来の生きる力を最大限に引き出すには、慣れ親しんだ住まいが最も適した場所だと分かったのです。病院という短い時間の関わりではなく、生活の場で患者さんに寄り添うというのは、まさに私が求めていた看護のあり方なのだと今は考えています。

実際に家の中に入ってみると、外からは見えない深刻な困難を抱えながら誰からもサポートを受けることができずに、よくぞここまで無事でいてくれたという人もたくさんおられます。たった一人で暮らしていたり高齢者夫婦だけで老老介護をしていたりする世帯も数多くあります。高齢になって病気を抱え、自分の身の回りのことをするどころか自宅のなかを移動することもままならず、家の床を這って移動しながら一日に一度食事をしてやっとのことで生きながらえている人にも出会いました。

このように極限状態で命を長らえている人であっても、訪問看護をひとたび入れていただければ、早急に支援の輪を作り、集中的な訪問を組んで、生活を立て直すことも可能となります。「私たちが来たからには、もう大丈夫!! 一緒に元気になりましょう!!」と励ましながら、一つ一つの問題をクリアしていく過程は、私たちにとっても大変学び深く、生きがいに繋がる仕事なのです。

訪問看護が関わることで社会性を取り戻す

台所に行く気力もないと私たちも思い込んでいたご婦人が、ヘルパーが食事を作りに来てくれるようになったことで、なんとか自分でご飯だけでも炊こうと意欲を取り戻すこともあります。これは喜ばしい傾向です。私は利用者に「1日3回、お茶碗に半分でいいから必ずご飯を食べてくださいね。私たちは毎日来ることはできないけれど、少しでもお元気になられている姿を楽しみに毎週通わせていただきます。一緒に頑張りましょうね」などと声をかけて励まして、生活を見守ります。

1日3食食べることができるようになると、体力がついて立ち上がったり壁につかまりながら歩いたりすることができるようになります。そして少しずつ顔色も良くなってきて、血圧なども安定してくるのです。こうなるとリハビリをスタートすることができるようになります。

リハビリは、ベッド上での関節可動域訓練に始まり、ストレッチで身体をほぐしていきます。椅子に座ってできる体操で少しずつ筋力、心肺機能をアップして、最終的には歩行の安定を目指していきます。リハビリも楽しくお話をしながらマンツーマンでじっくり患者さんに合わせた内容にしていくことで、効果が上がります。

こうして人間同士の温かい関わりを育みながら利用者一人ひとりに向き合うのが訪問看

護の醍醐味です。できなかった動きができるようになれば自分のことのように喜び、利用者に寄り添って回復の過程に伴走するのです。訪問看護の関わりによって、失われつつあった社会性やその人らしさを取り戻すこの営みが、私たち看護師が何よりも得意とするその人が本来もっている生きる力を支えて引き出すということなのです。

エナジーサイクルを回せ!

もう一つ、私がいつも社員や生徒、あるいは講演会を聞きに来てくれた人たちに伝えていることとは、「エナジーサイクルを回せ!」ということです。「エナジーサイクル」というのは、医療従事者ならばご存じのとおり、3大栄養素である糖質、脂質、たんぱく質を生命活動に必要なエネルギーに変換するシステムのことです。

これを日常生活行動に置き換えて表現するなら、口から栄養のあるものを食べて、水分も必要量摂って、しっかり消化できるよう適度な運動をして、エネルギーの消耗は質の良い休息で補い、気持ちよく排泄できて、体中に必要な栄養素がいきわたり、老廃物は速やかに体外に排出されている状態となりましょうか。そのためには臓器を動かす原動力となる血液の循環も大切ですし、正常な呼吸器から十分な酸素が体内に取り込まれることも重要です。細菌やウイルスから身を守るため、口腔や全身の清潔を保つことも関係するでしょう。

これらは健康であれば誰しもが当たり前に行っている日々の営みですが、病気になったり、身体機能が衰えたりすると自力では行えなくなる部分が出てきます。本来であればこれを援助し、正常な生命活動に近づけるためのケアをするのが看護の役割です。しかし医療に傾倒しすぎるとこの基本的な人の身体の営みを阻害してしまう場合があるのです。

実際、私が運営する老人ホームでは、病院から「嚥下障害重度で経口摂取不能です。老衰も進んでおり余命はそう長くないと思いますので、穏やかなお看取りをお願いします」と入居依頼を受けることが多いのですが、その実受け入れてみると皆さんその後3年、5年と命を長らえていらっしゃいます。約7割の方は経口摂取を再開できています。

高齢者が誤嚥性肺炎で入院するとまず絶飲食にして抗生物質と維持液の点滴が投与されます。少しでも認知症状があると抑制です。この状態を1週間~10日も続ければ立派な廃用症候群の出来上がりです。身体を動かさず、抗生物質投与後に増量した痰をサクションで取り除いているだけでは、口腔、気道の浄化は果たされません。呼吸機能も認知レベルも筋力も低下し、なおのこと嚥下機能が阻害されているのに、嚥下造影検査の結果で、今後経口摂取は不能という診断が下されてしまいます。経管栄養を選択しないのであれば当然余命わずかというわけです。

自分自身、病院勤め時代には多くのモニタリングや医療処置をこなすことに汲々としていて、まだある生命力を大切にケアしてこなかったという自責の念があります。だから私たちはそこを徹底すると心に誓い、本来行う正しいケアを実践することで生命力の回復が果たされることを実感してきました。看護師であれば正しいケアを理論的には理解していても、機械や薬物による治療が中心の現代の医療施設の中では、自分の身体と心を使ったケアというものが意識されにくいのかもしれません。看護師がその重要性に気づき、1人でも多くの患者さんが寿命をまっとうされるためには、看護師の意識に働きかけるのが良いと思い、少しエモーショナルな表現で「エナジーサイクルを回せ!!」と訴えかけているのです。

母と会えないまま臨終間近になり、救いを求めてやってきた娘の訴え

余命わずか数週間と言われながらもエナジーサイクルを回すことで2年近く生き、天寿をまっとうされた一例をご紹介します。

花さん（仮名）は80代半ばまで自立した生活をされていましたが、腰椎圧迫骨折を契機に整形外科病院に入院。治療後はリハビリを続けましたが、自宅退院は無理だと判断されて、そのままサ高住に入所された患者さんです。

ところが入所先で肺炎を発症して再び入院。入院中に肺炎を2度繰り返すうち寝たきりとなってしまいます。そこから回復期リハビリ病院に転院。ある程度体力を回復されたのち、適正な入所施設が見つかるまでと老人保健施設に転院。そこで半年ほど過ごすうち、ひどくせん妄状態を起こすようになり、精神科病院に転院となります。この間2年が経過しています。

当時はコロナ禍だったこともあり、転院を繰り返す中、花さんと娘さんはほとんど面会できずにいました。そしてつい最近、精神科病院から「花さんの状態がとても悪い。おそ

らく、あと数週間の命かと思います。ご家族は覚悟をしておいてください」との連絡が娘さんに入りました。

この電話を受けた娘さんは激しく動揺しました。入院前は生活も自立していて、初めに入院した目的は圧迫骨折を治して元気になるためでした。ところが転院を繰り返すごとに状態は悪くなるばかりでした。そうしてある日突然かかってきた電話で臨終間近と言われれば動揺するのは当然です。

「このまま母と顔を合わせることもなく、手を握ることもなく、永遠のお別れなんて嫌です。なんとか助けてください」と言って、娘さんはひどく取り乱した様子で私のところへやってきました。現在当社の施設に入居している方のご家族とお知り合いという事でした。

私は医療依存度の高い人を中心に受け入れる施設を運営していて、回数制限を設けながらも面会を完全に禁止はしていなかったため、娘さんは最後に面会をしたいということで私のところへやってきたようでした。しかし目の前で泣き崩れる娘さんと関わった全ての施設に対して、私は少し腹立たしい気持ちで話を聞いていました。

最後まで他人任せで本当にいいのか？
もしなにかあったとしても、それは「大往生」なのです

確かに人生の最後で家族に会えないのはとても気の毒なことです。しかしそうかといって、花さんは突然、臨終近くになったわけではありません。最初の入院から現在の状態になるまでに、決して短くない時間が経過しているのです。その間、病院や施設から言われるがままに母親を転々とさせていたのは、あまりに他人任せだと言わざるを得ません。

私は思い切って「お母様に対する強い思いがあるのですから一度、自宅へ連れて帰ってみてはいかがですか？」と提案しました。僭越かもしれませんが、このまま最期まで他人任せで、大切な母親の人生が終わってしまうなら、娘さんの今後の人生に後ろめたい気持ちを残すことになると思ったからです。その後の対話は次の通り。

「えーー!?　無理！　無理です!!　私は1人では何もできないし、居住スペースは2階だし、何か起きたらどうしたら良いか分かりません!!　無理!!　無理ーー!!」

「娘様がモニター面会で見た感じは廃人のようだとおっしゃいました。それなら多分ベッ

ドに寝たきりですよね。じゃあ常に見守りをする必要なし。床ずれ防止は勝手に体位変換してくれるエアマットがあります。尿は管が入っているのでおむつ交換いらず。便は看護師が訪問時に出して処理します。1日複数回訪問して、経管栄養、清潔、体調チェックなど請け負います。娘様がやる事は身体を擦ったり、会話したり、お顔を拭いてあげたり、音楽やTVを聞かせてあげたり、何か心配な様子があったら私に電話をくれるくらいの事です。夜は気にせず寝てください。ちなみに2階が住居でも、介護ベッドは業者がパーツ持っていって2階で組み立てです。帰ってくる時は介護タクシーが2階まで運んでくれます。お宅に診察に来てくれるお医者さんも紹介しますから」

「え、え、ええ～!! でも、そこまではできるような気がしてきたけど、目を離している隙に、どうにかなっていたら……生命に関わることになったらどうするんですか!?」

「目を離している隙に、もし亡くなっていたらそれ、世間一般には『大往生』って言うんですよ。だって病院はもう命を救う治療はないって言っているんですよね。病院で、見知らぬ人の中で生を終えるか、娘様の側で終えるか、その違いだけですよね。やってみて、思ったのと違った、やっぱり大変で続けられないとなっても良いんです。その時は責任を持って当施設で受け入れます」

娘さんはしばし呆然としていましたが、その後ちゃんと考えてみたいと、夫と相談してきて良いかとおっしゃいました。「もちろん、施設は待機1番にしておきますから、よくご相談なさってください」とお返事しました。憑き物が落ちたみたいに晴れやかな顔で帰っていかれました。

そしてその日の夕刻「夫と話し合った結果、母を家に連れて帰りたいと思います。まず、何からやったら良いか教えてください」と電話をいただきました。「そうでしたか。家ではまず、入院中の病院の主治医に、お母様を家に連れて帰ると宣言してください。家で世話をする看護師も用意していると伝えてください。その結果を私にご連絡ください」

私は心のなかでガッツポーズをしました。これまで病院や施設に丸投げしていた娘さんが、しっかり花さんに向き合ってくれたことがうれしかったのです。そして何よりも花さんが、無機質な病院のなかで孤独に命を終えるのではなく、娘さんに見守られて温かな気持ちで旅立てるならそれが一番良いと思っていたからです。

娘さんが受け入れる決心をしてくれたことで方向性は決まりました。あとは、主治医を含めた病院側がなんと言うかです。娘さんへ話したあと、しばらく私はドキドキしていました。主治医はすんなり退院を認めるだろうか、それとも退院など認められないと言うだろうか。いずれにしても賽は投げられた！という気持ちでした。

退院できるかどうかは、一人の人間の人権に関わる大問題

しかし、どのような反応をされようとも、家へ連れ帰る算段はありました。私は病院側の反応が気になると同時に、これまで培ってきた看護師としての腕が鳴るとも感じていました。なぜならこれは医療や福祉、介護といった、専門職だけの問題ではないからです。一人の人間の人生を本人と家族が望む自宅に帰そうという、患者さんと家族の人権に深く関わる問題なのです。患者さんの人生を取り戻す手伝いができると思えば、どのような困難があっても絶対に諦めない覚悟で臨むつもりでした。

娘さんが病院へ退院を申し出ると、意外なことにあっさりと病院から退院許可が下りました。私は拍子抜けしつつも、これで花さんを自宅へ戻すことができると思い、安心して在宅療養の準備を整えていったのです。

ところが、やはりすんなりと事は運びませんでした。退院時カンファレンスのために病院へ出向くと、驚きの事実を伝えられました。花さんが前日から重度の不整脈が出ていて危篤状態で動かすことは危険だというのです。血圧も低下してきていると言います。しかもこの状況はまだ家族に伝えられていないというのです。

「家に帰るのは無理なんじゃないかな。このままにしておいたほうが本人のためにも良いと思うけど……」という病棟師長の言葉には怒り心頭でした。本人のために良いことは誰が決めるのか。ご家族に状況を伝えてもいないのに。

私は「不整脈が出ていて危険なら、なおさら急いで退院させてください。家族が家で看取りたいと言っているのです。このままでは間に合わなくなってしまいます」と求めました。在宅医が帰宅直後に診療してくれる手筈は整っていたので「それでは明日迎えに来ます」と告げて、すぐに受け入れ準備を進めました。

退院前日に準備したのは病院側が在宅酸素と点滴、医師からの指示書を用意し、ケアマネ側が在宅用吸引・吸入器、点滴棒、介護ベッド、エアマット、寝台・酸素付き介護タクシー、そして家族側は療養スペースの確保と寝具類一式、処置用具を置く棚などです。本来、これらの準備をするにはもっと時間がかかりますが、花さんを翌日迎え入れるために、家族と関係機関が協力してたった1日で段取りが整いました。

退院当日、花さんを連れ帰った娘さんは、「お母さん、分かる？　家に帰ってきたよ。ここは家なんだよ！」とずっと声をかけていました。花さんは寝たままウンウンとうなずいていています。目をつぶったままで声を出すこともできませんが、うっすら笑みが浮かんでいるように見えました。花さんの手を握りながら娘さんははらはらと涙を流していたのでした。私もその様子を見て、なんとか無事に家に帰すことができて良かったと胸をなで下ろしました。

口腔ケアをしたら、まるでスライムのような汚れが出てきたことも

しかし、自宅でいざ花さんのケアを始めてみて、衝撃を受けました。全身をくまなく観察させてもらい、入院中十分なケアを受けていなかったことがよく分かったからです。

口蓋や舌は汚れが幾重にも重なって、まるで干ばつ地帯の地面のようにデコボコになってひび割れていました。口の中にあふれた痰や歯垢が固まり、口腔内全体がコーティングされている状態だったのです。歯肉炎もひどくなっていました。膿と血液が常に歯茎ににじんでいる状態で、唇には深い亀裂が入り、炎症によって腫れ上がって見るのも痛々しい状態でした。口の中だけではありません。ずっと目を閉じていると思ってよく見てみると、まつ毛の内側は緑色の眼脂でべったりとのり付けされていて、開けにくくなっていたのです。全身に乾燥が強く着替えをすると白い粉のように落屑《らくせつ》が舞い上がり、足の爪や指間は白癬《はくせん》だらけで恐竜の足のようになっていました。

状態が悪くて入浴ができなかったのだとしても、あまりにひどい状況に私は言葉を失いました。呼吸状態が悪化して酸素をマスクで10ℓ投与していたと聞きましたが、汚染によって狭くなっている気道に無理やり高流量の酸素を押し込んでいたことになります。花さん自身が必死でなんとか呼吸を確保していたのだと想像されました。こんなにか細いお年寄りをよくもここまで痛めつけてくれたもんだと、本当に腹立たしい限りでした。思うように息もできず、目も開けられない暗闇の中で花さんはどれだけの恐怖と闘っていたんだろう。病院に看護師はたくさんいたと思うのに、残念ながら看護はなかった。悔しくて、情けなくて、もうこうなったら最上級のケアで絶対に生命力を蘇らせて借りを返す!!

と闘志が湧き上がりました。

私が最初に手がけたのは口腔と気道の徹底的な浄化でした。まずは呼吸を安定させて全身の酸素化を改善することが最優先課題であると判断しました。ワセリンで口の中を丹念にマッサージし、ブラシやスポンジを使って丁寧に汚れを拭き取ることを繰り返していきました。ブラシで汚れを取っても取っても茶色や黄色、緑色のごみが次々と出てくるのでした。吸入も使用して気道内の汚れも潤し、気管深くまでしっかり吸引をかけました。

30分以上も口の汚れと格闘し、大分潤ってきたかと思ったそのときです。喉の奥から片手1杯分ほどの赤茶色でぶよぶよしたスライムのようなものが出てきたのです。一瞬、何が起きたのか分からずに「しもたー！　やりすぎたー！　磨き過ぎて食道組織を引きずり出してしまった⁉」などとあり得ない想像で冷や汗が出ました。ズルズルと引き出していくと、なんとそれは痰や汚れが集まって塊になったものでした。加湿をしたことでゲル状になり排出されたものと思われます。たとえていうなら築150年くらいの家の排水管⁉　さまざまな状態の患者を看てきましたがこれほどひどい状態は見たことがありませんでした。これじゃあ呼吸がまともにできないわけですわ……。

口腔ケアで呼吸が楽になり不整脈も改善

ひたすらに執念の口腔ケアと吸引を続けていくと次第に汚れと痰の量が減っていき、口の中がきれいなピンク色に潤ってくると呼吸音、回数ともに正常となりました。酸素飽和度98％を維持できるようになり、帰宅して1週間ほどで酸素吸入を終了することができました。呼吸の正常化と共に不整脈も消失し、正常な脈拍数となりました。

酸素化と同時に配慮する必要があるのは血液循環です。帰宅時から手足が異常なほど冷たかったので、掛物や湯たんぽを使ってよく温め、末梢循環の改善に努めました。同時に訪問診療医と相談して、点滴で水分と電解質が補給されました。

さらに私が急ぎ取り組んだのは肺理学療法と呼吸訓練です。無動、痰の沈下による無気肺や肺炎を防止するため、体位変換とスクイージング、スプリンギングを訪問ごとに何度も行いました。少しずつ花さんの呼吸が深くなり、だんだんと顔色が良くなっていく過程を見ていると回復の期待が高まりました。

エナジーサイクルを回すためにはフィジカル面だけを整えればよいのではありません。

ご本人の意欲、気力というものも大きく影響します。だから認知力にもしっかり働きかけていくことが必要です。まずは眼脂で固まった目をしっかり見えるようにきれいにして、周囲の環境に注目していただきます。窓を開け、風を入れ、鳥の声など聴いてもらいます。毎日熱いお絞りで全身を拭いて、陰部もお湯できれいに流します。訪問入浴もできるだけ早い段階で導入してもらいました。全身介助をする中でも、手足を曲げる、伸ばすなど自力でできる動きは極力声掛けで行ってもらうよう心がけました。こうして五感を刺激して、たくさん話しかけて精神活性していくと、少しずつ花さんの声が出てきて、会話ができるようになりました。そして咳払いやつばを飲み込むよう促すと自力でしっかり行えるようになっていきました。

ここまで来たら次は嚥下訓練です。病院からの情報では退院の1カ月前頃から食事量が低下し、10日前から経鼻栄養に切り替えたと聞いていたので、一刻も早く経鼻胃管を抜いて経口摂取を試みなければ間に合わないと焦っていました。絶飲食が長く続けば続くほど、嚥下機能の回復は難しくなるからです。幸い訪問診療医にご理解があり、帰宅早々経鼻胃管は抜いていたので、気道の浄化が進み、呼吸、発声の機能は早い段階で改善を見ることができていたので準備はOKでした。

帰宅後5日目でついに、とろみをつけたスポーツドリンクで飲み込みを確認しました。ひと口目をゴクリととても良い音を立てて飲み込み、むせもありませんでした。まだ飲めるとご本人がいうので、ひと口、またひと口と慎重に介助し、ついに一度もむせることなく用意した100ccすべてを飲み切ることができたのです。

NOケア、NOライフ

このように病院では危篤状態と言われていた人であっても、正しいケアを行うだけで生命の灯火が再び燃え上がるということがあります。私はこうした出来事に遭遇するにつれて、つくづく「NOケア、NOライフ」だと痛感するのです。何も特別な事はしていないのです。生命力の消耗を最小限にして自然治癒力を高めるケアが正しく行われていなかっただけ。見せかけの危篤ということが現実にあるのです。

その後も花さんに対する毎日のケアは続きました。そして点滴を投与しながら、手足の運動や肺の理学療法を根気よく続けました。初期の頃にやったことは、主にこれだけです。あとは家族がたくさん話しかけて、手を握ったり身体をさすったりして、花さんを励ましてくれました。

お話の仕方も変わっていきました。こちらから刺激し、何度か声をかけてやっと短い発語が聞かれていたのに、ご自分から言葉を発せられるようになったのです。私がいつものようにお宅を訪問して身体を拭いていると不意に「すみませんねえ」という言葉が出たりして、うれしい驚きでした。

ベッドの上で身体を起こす時間を長くしていくとさらによく話すようになり、自力で喀痰をできるようになっていったので、気管吸引も終了しました。

嚥下機能はどんどんアップしていったため退院から12日目、ついに帰宅後初のご飯とみそ汁にチャレンジしました。梅干し入りのミキサー粥と、同じくミキサーにかけた大根の味噌汁をお出しし、ひと口食べると花さんの目が大きく見開かれるのが分かりました。そして、満面の笑みを見せてくれたのです。

退院から14日目には初めてベッドから降り椅子に座ることができました。抱きかかえてほぼ全介助での移行でしたが、座った姿はとてもしっかりしていました。そして記念撮影をしようとカメラを向けた私に向かって、片手でピースサインまでつくってくれたのです。一緒に介護を続けてきた娘さんもとてもうれしそうでした。

家族の介護負担を軽減することも重要に

その後も花さんは自分で食事を食べるようになり、歯も磨けるようになり、自立度が上がっていきました。便通も良好でした。しかし、毎日2～3回おむつに排便があり、それが娘さんにとってストレスになっているようでした。

看護師にとって、既に左右自力で横向きになれる花さんのおむつ交換は容易なものでしたがご家族にとっては初めての経験です。介護負担を軽減することは在宅生活を継続するうえでの重要課題です。また、おむつ内に便が広がることは、尿道に管が入っているため感染が気になりますし皮膚トラブルも心配です。

そのため、看護師訪問時にポータブルトイレでしっかり便を出し切ることを試みました。バイタルサインは安定しており便の性状も、腸の蠕動《ぜんどう》音も良好でした。椅子に座ることもできるようになっていましたから、あとは適切な排便姿勢を保持し、腹圧をかけられるかどうかでした。ベッド上で腹部のホットパックをしたあと、腹部マッサージを入念に行い、ポータブルトイレへの移行を介助すると、花さんは真剣に排便しようと取り組んでくれました。うーんと声を出しながら力を入れて、ほんの少しだけ私がお腹を圧迫してサポートすると見事にトイレで排便することができたのです。

「すごいですね、花さん！」少し興奮して私が声をかけると、花さんは「そうかい？」とクールな笑顔を見せてくれました。その後、この1日1回のトイレでの排便が定着し、おむつの便失禁はなくなり、娘さんがおむつ交換をする頻度はかなり減りました。もし急な便意などがあり、トイレに移行させたいと思った時、娘さんでも軽介助で行えるように、立位保持と数歩の自力歩行もリハビリに取り入れました。少しずつであっても本人ができることを増やしていくことが、在宅介護ではとても重要です。それによって家族の負担を軽減することができれば、その分だけ在宅生活の継続に繋がるからです。

排便については、看護師、保健師、助産師であり、「訪問看護ステーションややのいえ」などを運営する榊原千秋さんが、高齢者の排泄ケアを通じて自立を支援する取り組みを続けています。榊原さんは独自のスキルを惜しみなく公開されています。その一貫として排泄ケアのプロフェッショナル「ＰＯＯマスター」という資格を作り、看護職、介護職にとどまらず地域住民にも普及しています。私も榊原さんのセミナーに参加させていただいており、ＰＯＯマスターの資格も取得していました。花さんの排泄ケアをする際にも、排泄ケアを通して自立を支援するためのスキルや知識が大いに役立ったと感じています。

諦めなければ、生命力は応えてくれる

退院から3週間が経った頃、初めて形のあるものを食べることにチャレンジしました。形があるといっても柔らかい豆腐からですが、それまでは全てミキサーにかけてペースト状にした食事だけでしたからこれからさらに体力をつけていくための重要なターニングポイントでした。豆腐を小さめに砕いて出汁の利いた味噌汁の具材として、とろみをつけて出しました。最初はスプーンでひと口食べて「あれ？」という表情をすると、その後はお椀を口元まで持っていって、ズズッと上手に飲み干しました。

病院では鼻から管が入っていて点滴と酸素が欠かせず、あと数日の命だといわれていた花さんです。しかし、目の前でおいしそうにお食事する花さんは別人のようでした。やは

り寿命を見誤らなければ、正しいケアに生命力はしっかり応えてくれるのです。

退院から1カ月の頃になると、娘さんも介護に慣れてきた様子で、できない、困ったという発言がほとんどなくなりました。更には、膀胱留置カテーテルの使用が長期化し、尿が混濁してきたこと、今後の尿路感染が心配であることを告げると、管を抜いて自分が尿取りパッドを交換すればよいと自ら申し出てくれました。

訪問するたびに、娘さんはうれしい発見を伝えてくれました。反面腰が痛い、自分の時間が取れないなどの不満を口にすることは時々ありましたが、それでも頑張って花さんのためにお粥を作る姿に家族の愛を感じたものです。おそらくこの介護体験を通して、母娘はより絆を強くしたのではないかと思います。

最後は自社施設に入居し、天寿をまっとうする

花さんが退院してから2カ月、3カ月と時が過ぎていきました。コミュニケーション力も向上していた花さんを見て、看護以外の支援を増やしていくことが可能だと思われました。日常生活の援助はもうあまり特別な技術は不要になっていたので、訪問看護より単価

が安い訪問介護に回数多く入ってもらい、娘さんの支援を強化する事を目指しました。

期待どおり花さんはヘルパーさんともすぐ仲良しになってくれたので、訪問看護は週1回に減らしました。そして娘さんの完全休養日をつくるため、ショートステイの利用にも挑戦しました。おしゃべり上手な花さんはショートステイでも人気者で、体調を崩すことなく帰ってきてくれました。このまま在宅生活が安定していってくれれば良いと願っていました。

しかし、残念なことに花さん自身は順調に過ごしていたのですが、娘さんのストレスが限界に達してしまったのです。時々体調を崩したことも影響したと思うのですが、娘さんとしては、もともとは臨終が近いといわれて、短期間なら母のために頑張れると思って始めた試みだったのです。そのため、花さんが回復したことはうれしいものの、予想外に介護期間が延びたことで次第に介護疲れを感じるようになったのでした。そこで、やはり当社の施設に入居させたいと希望したのです。退院から6カ月が経過していました。

個人的には正直、忸怩たる思いがありました。食事は自力で食べ、トイレで排泄もでき、夜はしっかり眠り、ＢＰＳＤもない。定期的なレスパイトの機会も用意した。在宅療養になんの問題もないと思えました。それに花さんは、娘さんと過ごしてとても幸せそうだったので、できればこのままの生活を続けられたら良いと思っていたのです。

しかし介護者それぞれに介護力、考え、生活スタイル、ストレス耐性など違いがあるのです。無理強いはできません。花さんが疎ましくなってしまうくらいなら、初めの約束どおり自社の施設で引き受け、良好な母娘関係を維持してほしいと思い直しました。

残念に感じる一方、自社施設に受け入れることで、思う存分ケアができるとも感じました。在宅では家族の負担を最小限にするため、ケアも最小限に抑えていたからです。花さんにはまだまだできることがあると見込んでいたので、一緒にもっと元気になろうと心を新たにしました。

最終的に花さんは施設に来てから約1年半を過ごしました。ひな祭りや七夕、クリスマス、お正月と全てのイベントに参加して、お節料理もよく刻むとおいしいおいしいと喜んで食べてくれました。みんなで体操をするときも全力投球。率先して掛け声を出してくれました。花さんは文筆も達者で自由帳にいつも大きくしっかりした字で「感謝をして生きよう」「私は幸せ。いつも笑顔でいよう」など美しい言葉で、立派な日記を書かれていま

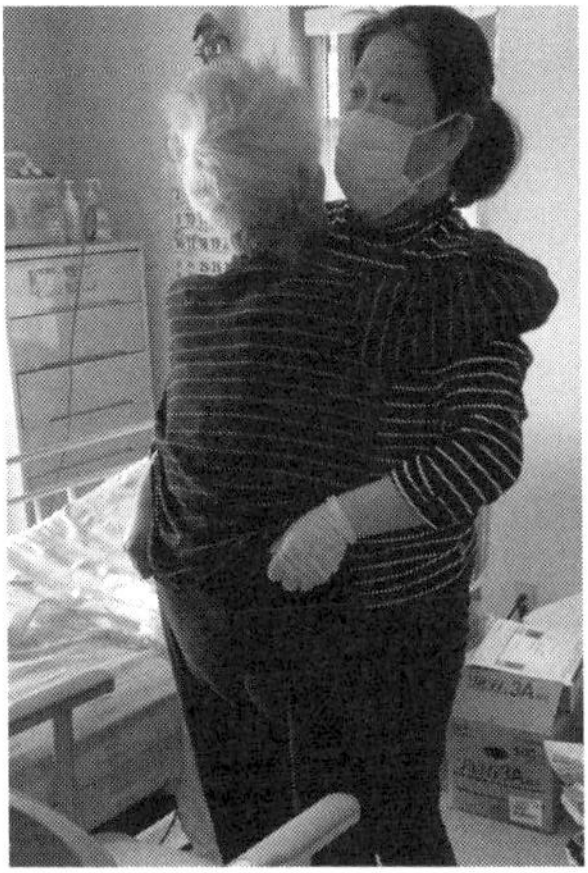

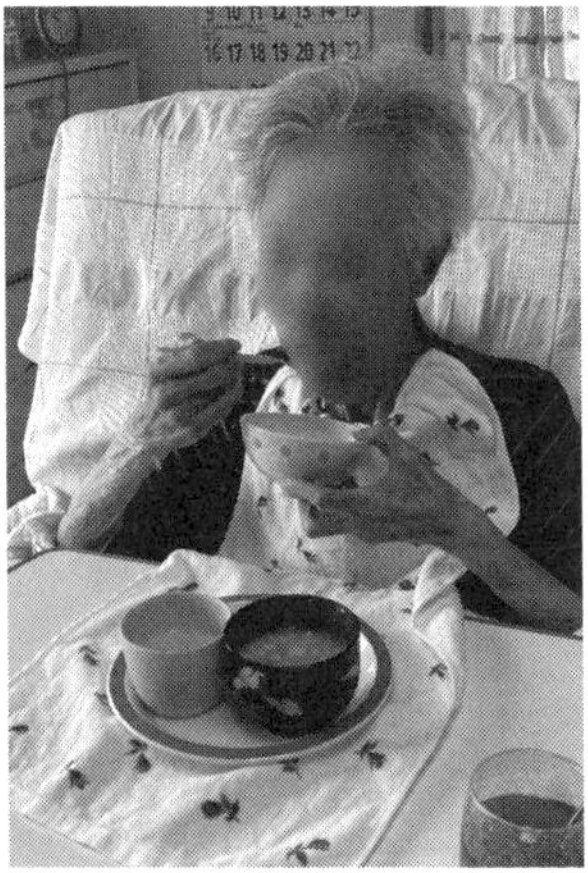

トイレ使用のため立位訓練を始めた花さん（左）と自力で食事を始めた花さん（右）

した。そして90代半ばにして天寿をまっとうされました。苦しむ様子もなく、静かに眠るような最期でした。

どんなに高齢であろうと基礎疾患があろうと、まだある寿命なら、花さんのように最後の2年という決して短くない時間を豊かに過ごすことは可能です。その人に残された生きる力を見誤らないということが肝心なのです。花さんと私たちがもしも出会ってなかったら、花さんの生きる力を誰も見出さない環境の中で、大切な2年間が奪われたのではないかと思います。花さんのケースにしろ、当社施設で見事な復活を果たす人たちにしろ、それを目にするたび、適切なケアを受けられずに寿命をまっとうできない方はもしや多数存在するのではないかと、不安がよぎります。当社に辿り着いても時すでに遅し、生命力の回復を果たせなかったケースには悔恨の思いがあります。

人間の底力をもっと信じてほしいのです。検査データや目に見える心身機能、治療に対する反応だけでは測れない生命の営みにもっと謙虚に向き合ってほしいのです。

当社では、たとえ言葉が話せず、表情筋も動かない人であっても「だったら身体の声を徹底的に聞け‼」と教育しています。

私たちは奇跡的な確率でこの世に生まれてきて、誰もがひたむきに唯一無二の人生を送り、やがて最期を迎えるのですから、他者の生命にも自分事として敬意を払ってほしいのです。

だから私はこぶしを振り上げて、看護師仲間を鼓舞するように「エナジーサイクルを回せ‼」と声を上げ続けています。

［第4章］

行き場を失った重病者・重度要介護者の受け皿をつくる 看護師のみで運営する日本初の老人ホーム「看病付き宿舎なはちがる」

増え続ける高齢者施設は、本当に困った人の受け皿になっていない

高齢化が急速に進むにつれて介護施設は年々増加しています。厚生労働省の「高齢者向け住まいの今後の方向性と紹介事業者の役割」によると、さまざまな種類の施設があるなかで最も数が多いのは有料老人ホームで、1989年にはたった155軒しかなかったものが、今では約1万4000軒に増えました。この傾向は私が事業を展開する札幌市でも同様です。街中にはホテルと見間違いそうなほど立派な施設も並んでいます。

一方で、高齢者施設が本当に困っている人たちの受け皿になっているかといえば、必ずしもそうとはいえない現状があります。例えば有料老人ホームやサ高住などで受け入れている高齢者のほとんどは、医療依存度があまり高くはない軽症者ばかりです。こうした施設はもともと軽症者をターゲットとしていて、看護師の配置は義務化されていません。そのため入居者の持病の変化や老衰の進行について日々十分な観察が行われているとは言えず誤嚥や発熱、転倒などで初めて状態悪化に気づき、慌てて病院送りにしてしまうというケースが頻発しています。

図表6　有料老人ホーム数の推移

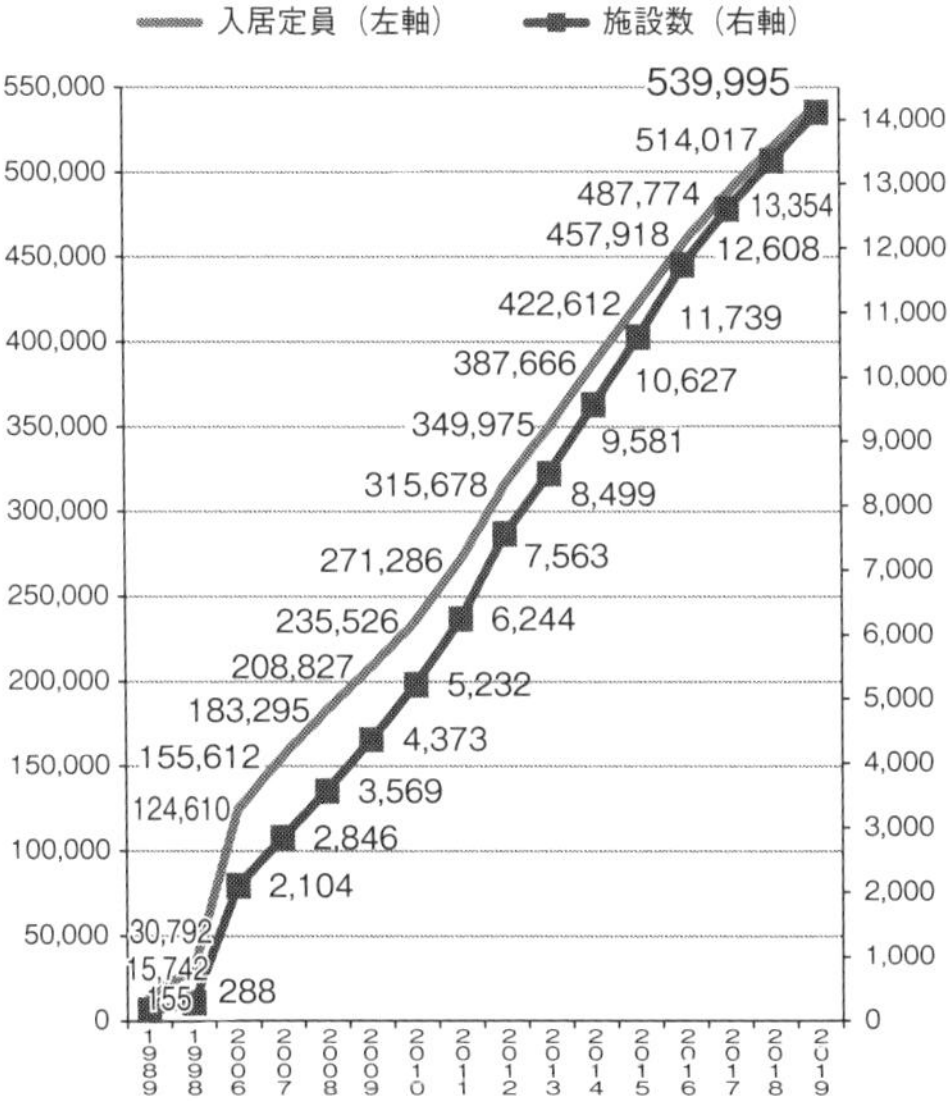

出典：厚生労働省「高齢者向け住まいの今後の方向性と紹介事業者の役割」

　私たちは訪問看護を開業してから、こうした施設に急遽入ってほしいと依頼され、訪問診療医と連携して体調を回復させるというケースをたくさん手掛けてきました。しかし入った時には既に入居者の状態はかなり悪化しており、病院に繋ぐしかない事態もとても多いのです。

　その経験の中で痛感したのは、病状や体調をアセスメントすることができず、ケアの技術や経験のない職員さんがほとんどであるという現実でした。

入院後完全に元のＡＤＬに戻れるという方は少なく、それまでより手厚い身体介護が必要となり、継続的な喀痰吸引が必要となったり、食形態を変えて食事介助が必要となったり、経管栄養に切り替わりその管理が必要になったりという課題が残ります。入院中にがんが発見されて、看取り体制まで視野に入れる必要性が出てくる場合もあります。

そうなると、元いた施設は受け入れを拒否します。そのような状態の入居者をケアできる体制がないというのです。一般家庭でも同じような現象が起きています。それまでなんとかご家族の支援を受けて自宅で暮らせていた高齢者が、人知れず病状を悪化させて入院が必要となり、入院後は元の状態には戻らず、家族が在宅介護にしり込みしてしまうケースも多いのです。家族に介護意欲があったとしても十分な回復を果たせていなければ、病院がはなから無理だと施設探しを勧めます。

こうして介護度が重くなったり、医療依存度が高くなったりしてしまった高齢者は、急性期病棟の治療を終えると入院期限に余裕のある病棟を転々とさせられ、最終的な行き場を探すことになります。しかし特別養護老人ホームか介護医療院または認知症に付随する症状があるなら精神病院とごく限られた選択肢しか残されていません。

これらの施設では、基本的な全身状態の管理を受けることができますし、専門のスタッフがそろっていますから安心ではあります。公的介護保険、医療保険が使えるので経済的負担も少なく済みます。しかし個別性にはあまり配慮されず、今一度心身の機能を回復させようとする試みはほとんど行われません。受けられる治療や使用する薬剤にも包括払い方式であるため制限がかかります。

高齢者施設でも、看護師を手厚く配置して、24時間の介護を謳っている施設はありますが、年間数百万から数千万円の入居費用がかかります。それでも重症度（行える医療処置）はある程度限られる条件付きです。そもそも訪問看護ステーションとしての指定を受けていなければ、看護師の資格をもった職員が在籍していても、医療行為はできないのです。

本当に今の日本に必要なのは、安心を得るために施設入所→加齢や持病の進行による心身機能低下の見過ごされ→緊急入院→疾病軽快後も更なる心身機能の低下→転棟・転院の繰り返し→医療処置の付帯→帰宅場所の喪失という負の連鎖を断ち切ることだと思います。

最も望ましいのは地域に目を光らせる訪問看護師の数が増え、地域包括支援センターなどとしっかりタッグを組んで、高齢者に余力のあるうちから健康の維持増進のためのケアを提供していくことだと思います。ショートステイや看護小規模多機能型居宅介護の看護師とも連携して、少し元気がなくなっても、泊まりのサービスで元気を取り戻せるくらいに機能が充実すれば住み慣れた地域で暮らし続ける高齢者が増えると期待が膨らみます。更には、まだ観察力や介護のスキルが十分でない高齢者施設に対して関係づくりをして、教育、啓発活動を行っていくことも必要でしょう。介護保険制度開始から、受け皿としての施設数拡大を果たしてきた企業家の皆さんに敬意はありますが、質の担保に無頓着な様子を看過することはできません。しかし大半の看護師が病院の中にいる今現在、すぐ実現には至らない遠い目標ばかりだとも認識しています。

起業から2年ほどたった頃、ならば今、何ができるんだジブン!?　知恵を絞れ!!　義憤があるなら行動しろ!!とまたまた看護脳我慢できない中枢から指令が下りてきたのです。

看護師だけで運営する「看病付き宿舎なはちがる」誕生前夜

医療依存度が高く医療的ケア、管理の継続が必要となった患者さんは急性期治療を終えても多くの問題を抱えることになります。自宅や入居していた施設などの元の住まいが受け入れを拒否して病院からなかなか出られない、長期療養病院に転院、もしくは特別養護老人ホームに入所しても、一律のルールの中でその人らしい個別的な生活は失われるしかない、手厚く、良い環境を確保できる入居施設には多額の費用がかかるうえに重症度はある程度限られる、などの問題です。

この現実に対して、重度の病気や障害があり低所得者であっても、できる限り普通の日常を営み、暮らしの中に療養を組み込むこと、苦痛が取り除かれ、自立度は低くても安心安楽に生きていけること、可能性を見誤らず、健康レベルをアップできる可能性のある人には最大限のリハビリを提供していくこと、そして可能ならば家に帰すことを目指した場合、もうこれは看護がやらなきゃ誰がやるんだ！　てか看護でなきゃできないでしょー!!　ハタと気づいたのです。

そこで、看護師のみで運営される重病者、重度要介護者向け入居施設「看病付き宿舎なはちがる」を構想してみました。軽度要介護者を受け入れる施設はごまんとあるのです。重度要介護者しか受け入れない施設を創ってやれ!!という半ば勢いでした。

最大の特徴は24時間365日、一般状態の観察から日常生活の援助、リハビリなどを看護師のみで行うということです。

主な入居条件は要介護度3以上かそれに相当するADL、IADL（手段的日常生活動作）の人で、日常的、継続的に医学管理を必要としている人です。別途介護保険や医療保険の自己負担分などは必要ですが、入居にかかる1カ月あたりの基本料金は7～8万円と年金生活者でも入居可能な価格を設定しました。

この構想を実行に移せたのは、自社の訪問看護ステーション「灯―あかり―訪問看護」が事務所として借りているマンションの1階部分が230㎡ほどのテナントになっており、しばらく空きになっていたことも味方しました。いずれ人員規模が拡大した時には、訪問看護師を個人宅や他施設に回る外部訪問チームと、自社施設に集中的にサービス提供するチームに分けて、必要に応じて担当をスイッチしながら機能的に連動することが可能だと考えたのです。

そのテナントには窓が11カ所あったので部屋数は11室と決めました。居室は左右を壁で仕切り正面はカーテンと考えました。居室というよりはどちらかというと病院の個室に近いイメージで、看護師の目が行き届きやすい環境づくりを意識しました。

さらには利用者本位でケアプランを立案できるケアマネジャー、あるいは入居者の財産を守る行政書士などの士業とも連携し、入居者が医療面、生活面、社会面と全方向から安心して過ごせることにも配慮しました。

スタッフは全員訪問看護ステーション在籍ですから、医療依存度が高い入居者であっても問題はありません。医師の指示書を得てインスリン投与、中心静脈カテーテルおよび埋め込み型のポート、24時間対応の輸液管理、経管栄養、在宅酸素、気管切開、喀痰吸引、人工呼吸器、人工肛門、人工膀胱、重度の褥瘡、麻薬・向精神薬・内服の鎮静薬・パッチ・注射・点滴管理を含む終末期医療や緩和ケア、死後処置、各種感染症対策と、幅広い医療処置が可能になっています。

私が独自の施設設立を決意したのは、看護師として社会課題の解決に貢献したいという思いと同時に、経営上のメリットもあると考えたからです。訪問看護ステーションは、収益がとても不安定な事業です。日々新規顧客の獲得に努力はしていますが、入院や入居、急逝などで利用者の数を思いどおりにコントロールすることはできません。そのため経営の多角化はいずれ必要になると考えていました。施設サービスによる安定的な収入が下支えして、訪問看護事業も安全に継続していけるという目算もあったのです。

なはちがる実装!!

2014年春、開設の事前相談をしに、札幌市役所高齢福祉課へ足を運びました。施設の目的やコンセプトをお話しして、ご意見を伺いました。「こんな施設は聞いたことがないので少し時間をください」と言われました。数日後またお返事を聞きに行くと「やはり全国的に調べましたが前例がないので、市役所としては特に関知しません」とのお達しでした。「そうか！　これは好きにやっていいというお墨付きをもらったんだな！」と私の中で都合の良い解釈が生まれ「看病付き宿舎」なんていう類型を勝手に発明してチャレンジが始まりました。その2年後に制度改定があり、なはちがるは「住宅型有料老人ホーム」という枠に入れてもらえることになりました。おかげで正式名称は「住宅型有料老人ホーム　看病付き宿舎なはちがる」というなんとも長ったらしい名前になってしまい少し残念な気持ちになったものです。

秋に開設を目指して、まずは社員の皆さんに説明をしたところ、大ブーイングでしたがそれは想定内でした。その頃はまだ従業員も6人でしたので、24時間365日対応が必要な老人ホームを始めるなど無謀の極みと思ったのでしょう。創業時からついてきてくれた2人の中心メンバーでさえ、「社長何言ってんの⁉　今だって市内中回って大変なのにできるわけないでしょー‼　夜勤はどうするのー⁉」とマジ切れでした。

確かに皆さんの言い分はごもっともです。看護師数を増やさないまま、老人ホームという新たな事業を展開すれば、負担が増えると思うのも当然です。そこで私がすかさず「ダイジョーブ‼　最初は私1人でやるから‼」と明るく答えると、職員たちは無表情になり、無言でスーッと訪問に出かけていきました。もうこいつに何を言っても無駄だと思ったのでしょう。

しかし、私はどのような障壁があっても絶対にやり抜くと心に決めていたのです。重度の病気や障害を抱えた低所得の人が行き場を無くして平穏に日常生活を送ることができない現状に、もう我慢ができなくなっていたからです。こうした人たちが安心、安全に生きていくために誰かがサポートできるとすれば、それは看護師以外にあり得ません。そう考えて私はどれほど困難があってもこの施設を成功させたいと心を燃やしていたのです。

施設の改装と消防設備の設置を終え、秋から私の挑戦が始まりました。この施設を開業するにあたり、私は看護師のみで入居者の生活のすべてを請け負うということを決心しました。

それは、24時間生活を共にするということであり、3度のご飯を作り、食べさせ、排泄の世話をし、身体をきれいに洗い、衣服を整え洗濯をし、掃除をし、買い物をするという毎日を送ることです。その中で、入居者をよく知り、看護の視点でより健康で自立的な生活を目指したケアを行っていったならば、健康状態が本当に良くなるということを証明したかったのです。それは、今まで出会ったたくさんの患者さんが看護にはそのチカラがあると教えてくれたからです。そのためにオープン初日にまず、自分が寝泊まりする部屋を整えました。

入居者が、1人、2人と入ってくる中で、初めはやはり不安もあり、孤独感も感じました。なぜなら、この日本でこうした試みをする人がまだ誰もいなかったからです。お手本がないのです。そんな時に、学生時代に先生が語ってくれたナイチンゲールの話をよく思い出していました。

「看護とは、新鮮な空気、陽光、暖かさ、清潔さ、静かさなどを適切に整え、これらを活かして用いること、また食事内容を適切に選択し適切に与えること、こういったことのすべてを、患者の生命力の消耗を最小にするように整えることを意味すべきである」。『看護覚え書』の有名な一節です。きっとナイチンゲールも、負傷兵の食事を作り、汚れた衣服や包帯を洗い、よく休めるようベッドメイキングをし、不衛生な戦時下の兵舎病院を掃除して回っていたんだろうな……と思いを馳せながら、なはちがるでのお世話をしていると、なんだか誇らしい気持ちになってずいぶん励まされたものです。

それでも24時間1人で対応するというのは正直しんどい期間ではありました。朝5時に1回目のおむつ交換です。お尻をきれいに洗ってからおむつを交換すると、大急ぎで口から食べられる人や飲み込みの訓練用に流動食などを作ります。作り終えたら即食事介助です。食後は、入念な口腔ケア。必要に応じて気管吸引。朝食後から全身清拭、2回目のおむつ交換、陰部洗浄。終わった頃にはもう昼食の時間です。朝食と同じ工程を繰り返し、終わったら即消耗品の買い出し、掃除、洗濯と続き夕食の前までに必要な医療処置、リハビリなどを行います。

夕食を終えたら就寝前までは内服、注射などの処置が続き最後のおむつ交換が23時。その後2～3時間ほどの巡回の合間に売り上げの計上その他事務作業をこなし、レセプトの期間などは死にそうでした。決まった睡眠時間はなく、昼夜問わず入居者が落ち着いて休んでいる時間に自分も横になる時間を細切れにとる感じでした。さらに、これらの業務をこなしながら日中は訪問看護のサポートも行っていました。私が抜けたせいで訪問の負担が増えたと従業員に言われたらかないませんから、こちらも意地です。

終わりなきケアを続ける中、時にやりきれなくなり、夜中に施設を飛び出して空を見上げて大きなため息をつくこともありました。そんな時、始めた頃には南にあったオリオン座が今は西にある。確実に時間は流れているし、入居者は良くなっている。もうひと踏ん張りいってみよう！と気持ちを持ち直してまたケアに戻るのでした。

看護師が入居者と一緒に暮らして徹底的な観察とケアを実施すれば、どれだけの結果を出すことができるのか周囲に見せてみたい——この一心で、まさにど根性で乗り切ったのです。

看取りで入居し、11人中8人が口から食べられるまでに回復

なはちがるはオープンから10年目を迎えましたが、最も長い入居者は9年間、安定した体調で暮らしています。また、現在満床で11人入居しているうちの8人は口から食事ができています。皆、もともと病院から「老衰の末期です」「経口摂取不能です」「お看取りです」と言われて入居してきた人ばかりです。しかし、入居者の多くは平均3～4年の余命があり、経口摂取を再開できています。

とにかく毎日身体に触れて、丹念に清潔ケアをしながら現有能力を確かめていくこと。自分の唾液が飲み込めて顔面や頸部の筋肉がまだ維持されているなら、水飴からでも舌にのせてみること。慎重に肺の音を確かめながら、毎日肺理学療法、排痰をしっかり行い、心肺機能に合わせたリハビリを段階的に進めていくこと。そんなちょっとしたケアの積み重

ねをやり続けることが看護のチカラであり、エナジーサイクルを回すということなのです。

　こうした実体験を通して、私は正しい看護を徹底してやり通せば、人の生きる力を取り戻すことができるという持論を裏付けることができました。やはり、年を重ねただけで食べられなくなるのではありません。食べさせないから、食べられなくなるのです。また、動かさないから動けなくなるのです。愚直なまでにケアをやり通すと、何カ月もベッドから下りられなかった人が車椅子に座って移動できるようになります。声を出せない人が話せるようになったりします。95歳の重度褥瘡も治ります。でも特別な技を駆使したミラクルではありません。各人が持つ寿命に対し、勝手な決めつけはせず謙虚に生命力を支えるケアを継続する事。ただそれだけです。

　オープンから1年経つ頃には、定員の半分である6人程度の入居者を抱えるようになりました。最初のうちは「老人ホームなんて無茶だ!!」と不安を口にしていた従業員たちも、なはちがるのケア効果を認めるようになっていきました。もともと看護に熱い人たちなのです。少しずつ私の仕事を手伝ってくれるようになり、訪問看護ステーションの管理者も肩代わりしてくれる社員が現れました。

また、うれしいことに活動に興味をもつナースが少しずつ集まってきました。なはちがるは、看護師が経営し、看護師だけの手で運営されるホームです。そうしたことを伝えたうえで「看護力を目一杯発揮したい人には超オススメ‼」と募集をかけたところ、看護師だけで運営しているホームに興味をもって「働きたい」と言ってくれる人たちが現れてきたのです。

そうした人たちの協力も得て、オープンから3年が経過した頃には、私自身は一切夜勤をしなくても24時間問題なく運営できる体制が整いました。10年経った現在まで、感謝されることこそあれ家族や入居者からのクレームはほとんど受けたことがありません。しかし家族が安心しすぎてあまり面会に来なくなるという新たな問題も生まれています。

エナジーサイクルを回すリハビリテーション

そもそもエナジーサイクルを回すためには、身体を起こすことがさまざまな意味で大切になります。排泄は健康維持にとって重要ですが、排尿も排便も、身体が縦になっていれば自然と圧がかかり、スムーズになります。消化も身体を起こしているほうが促進します。胸郭が広がり、呼吸も深くなります。腹筋や背筋なども上体を起こしているだけで刺激されます。そのため自分で起き上がることができないのであれば、ベッドアップからでも身体を起こしている時間を増やすことが必要なのです。姿勢が崩れてしまっては危険なので、どれくらいの時間であれば起きていられるのかを見極めたうえで、しっかり枕などを使いながら上体を起こす時間をつくっていきます。ベッドの上で起きていることに慣れてくると、車椅子に移動して座っていられるようになります。

また、足を床に着くことができる人であれば、ベッドサイドに腰をかけて身体を支えながら、足踏みや立ち上がりのリハビリを徹底的に行います。しかし、なはちがるでは長い間の寝かせきりで下肢筋力が低下し、床に足を着けることすら難しい状態で入居してくる方が大半です。その場合はスライドボードを使ってベッドから車椅子へ移動させます。車椅子に座り、床に足底をしっかり付けていること自体も重要なリハビリなのです。

病院や他の施設から、麻痺が広範囲な人はリクライニング式の車椅子でないと乗せられないとか（リクライニング車椅子は大きく機動性が悪い）、あるいは介助に複数の人手が必要なため、人手を確保できなければベッドから下ろせないなどという話を聞くことがあります。そのような話を聞くたびに、もっと楽な方法で車椅子に乗せることを考えたらよいと思うのです。楽な方法が見つかればもっと頻繁にベッドから下ろすことができて入居者のためになりますし、もちろん働く看護師のためにもなるのです。

時には愛のムチを振るいながら、潜在的な力を引き出す看護の徹底

私はスタッフが正しいボディメカニクスを使っていない場面を発見すると注意します。慢性的な腰痛をもつ看護職は実に多く、なかには仕事の継続が難しくなる人もいます。私は看護師生活37年、一度も腰を痛めたことがありません。新人の頃にボディメカニクスにとても厳しい先輩がいて、日々指導を受けていたことが良かったのだと思います。だから自分もうるさく指導して、患者さんと共に看護師にも健やかでいてもらおうと思っているのです。なはちがる入居者の皆さんにも同じように、ご自身のためにならないと思うことは、はっきり苦言を呈すようにしています。動く手足も看護師任せで、ご自分で動かそうとしない人には「いったい誰のためのリハビリですか？　もっと自分でしっかり動かして

ください」と言わせてもらいます。

対話が可能な人にはもう少し踏み込んだ話をします。「これから人口は減っていくし介護する人もどんどん減っていく時代ですよ。皆さんができることもやらないでいたら、介護者の負担が増えて、今に誰も介護を受けられなくなるかもしれません。〇〇さんは、戦中・戦後と大変な時代を乗り越えてきた立派な人生の先輩なのですから、ここで手本を見せてください」などと言って励ましています。

私がこのようにはっぱをかけると、皆さん初めは仕方なく、面倒くさそうに付き合ってくれるのですが、毎日続けるうちにコツをつかんできて、自力でできる動作が少しずつ増えていくのです。そうなると高齢の方でもやる気が出てきて、自発的にやってみたいことが現れてきます。「桜が咲いたら車椅子で見に行けるかな」「お餅が大好きなんだけど食べられるようになるかい」「正月に一回家の様子を見に行けるかな」といった具合です。

このような発想の下で、私のところでは生活のすべてをリハビリととらえて入居者の自立的な行動を促しています。本人に合った身体の使い方を毎日の生活動作に落とし込み、繰り返し行っていくのが本来のリハビリのあり方です。1日に1回30分専門家がついて集中的な機能訓練を行っても、それ以外の時間はベッド上で過ごすならなんの効果もありません。食事の際、自分でしっかりスプーンを握る、体位変換の時は自力で柵につかまる、入れ歯を自分で出し入れする、移行動作の時はわずかでも立ち上がれるなら自分の力を使ってもらう、車椅子を手と足を使ってこいでみる等々全てのできる可能性を確かめて、できないところを援助していきます。

これには時間がかかるので、看護師はつい待てず、手伝ったほうが早いので先回りして援助してしまいがちです。「ストーップ!! そこできるのになんで手を出すの!!」とまたうるさく指導です。一度は失ってしまった、自分の力で動くという権利を、再びその手に取り戻す大切なプロセスなのだから、そこは看護師にも細心の注意を払ってほしいのです。

見事な復活を遂げてから旅立った成さんの思い出

なはちがるで暮らした入居者には忘れられない人たちがたくさんいます。中でも思い出深い1人に、成さん（仮名）がいます。

成さんはもともと独居でご家族は兄のみ。50代後半から多発性脳梗塞（右不全麻痺、構音障害、嚥下障害）、脳血管性認知症、2型糖尿病、高血圧症、糖尿病性腎症、左腎臓がんなどの発病が一斉にあり、入退院を繰り返していました。70歳でサ高住に入居。2年後、施設内で転倒し救急搬送され、重度の誤嚥性肺炎に陥っていることが判明しました。

入院中点滴や酸素投与、気管吸引などの処置に対し手足を振り回して抵抗する、夜間せん妄状態でチューブ類を自己抜去してしまうなどの行為があり四肢抑制を受けていました。肺炎は治癒しましたが、重複疾患で今後も急性増悪の危険性は高く、全身状態の密な観察、誤嚥防止の食事管理、肺理学療法、2～3時間ごとの気管吸引など継続が必要という課題が残りました。退院調整の段階で前施設から受け入れ困難とされ、入院先からなはちがるへ入居のご依頼となりました。

入居時のご様子は身長150㎝、体重32・0kgと痩せが著しく、筋力も衰え、移乗はほぼ全介助の状態でした。血液生化学検査でも総蛋白5・4g／dl、アルブミン1・8g／dlと重度の低栄養。それでも当初から体力の回復は重点目標と考え、お食事は全て車椅子に移乗して摂っていただくことから始めました。

バイタルサインは安定しており、お食事もペースト食で多少むせながらも全量摂取できていました。呼吸・排痰リハビリにもスムーズに応じられ、体操も嫌がりませんでした。この調子ならば肺炎の再発を防ぎ、体力の回復が見込めるのではないかと期待が高まりました。唯一頻回の便意があり、時には深夜にもトイレを希望されましたが十分な排便のないことが多く、腹部の不快感を自覚していました。

入居から6日ほどたった時、看護師が一度浣腸ですっきり便を出してみてはと提案すると、腕を大きく左右に振り回し強い拒否の意志表明がありました。意向を聞いても構音障害のため長い会話はできず、黙り込んでしまうので理由は分からず。

そして翌日、朝から無表情で声掛けに対し全く反応がないことを心配し、看護師が近くに寄って肩に手をかけながら「どうかしましたか?」と問うと、突然拳を振り上げて殴りかかろうとする様子が見られました。足も振り上げて看護師を蹴り飛ばそうとしました。目つきも険しく「うっせ、このばか!」などの暴言も聞かれました。病状変化による意識障害も考えられ、傍を離れることもできず看護師2人で手足を抑え、興奮が鎮まるまで見守りました。

その後は疲れて入眠し、観察を続けましたが翌朝には物静かな成さんに戻っていました。記憶、精神状態を確認するため「成さん、昨日は力比べしちゃったね」と話しかけてみると静かに苦笑いをしていました。そしてそれから1週間後の早朝、大量の下血をしてショック状態となり、再入院となってしまったのです。

入院後すぐに胃潰瘍からの出血が判明し速やかに治療を受け生命の危機は免れました。退院後のケアに向けて、成さんの入居までの経緯と入居後の全身状態、突然の暴力行為、その後の消化管出血などを総合的にアセスメントし、以下の仮説を立てました。

①成さんは血管性認知症であり複雑なことの理解は難しいようだが声掛け誘導だけで日課をこなし、知的機能は比較的良好に維持されている。その成さんが以前の入居施設から突然救急搬送され、退院後はまた別の施設に入居となった。短期間に自身の選択ではない環境変化に晒され心身に大きなストレスが生じたのではないか。

②血管性認知症の特徴として、情動の制御力低下がある。更に成さんは構音障害を伴い、自分の意志を他者に伝えることに努力を要する。頻回の便意と腹部不快は消化管出血の前兆だった可能性があり、表現できない苦痛が急な暴力という形で表出したの

かもしれない。

③前回入院中も低栄養状態は完全に回復せず、今回の出血で更に体力の低下が見込まれる。糖尿病歴が長く血管や臓器の障害は今後も起こり得るため、可能な限り早めの栄養状態改善が望まれる。そのためには成さん自身の意向を取り入れ、効果的な方法を実践していく必要がある。

これらの仮説に基づき、なはちがるに戻った成さんに次のようなお話をしました。

「今回はお腹の苦しさを早くから私たちが気づいて、主治医に報告するべきでした。気づくのが遅れてごめんなさい。成さんはこの施設になぜ転居する事になったのか、今まできちんと説明を受けていなかったと思いますので、改めてお話しさせてください。成さんはたくさんの病気をお持ちで、生活の色々な場面で医学的な管理が必要です。そこで、医師とお兄様が相談して、看護師だけで運営する、医療に明るいこの施設を選ばれたのです。次々住まいが変わることでご不安でしたでしょうが、ここからはもうどこにも移る必要がありません。時間はかかるかもしれませんが、私たちと一緒に元気を取り戻しましょう。

そして大変でしょうが成さんからもっと体調や、やってみたいこと、できそうなことを教えてもらわなければいけません。元気になるための方法を一緒に考えていただけませんか?」それに対し成さんは泣き笑いの表情で「よろし（く）…たのみ（ます）」と頭を下げてくださいました。

2度目の退院以降、成さんからは、ペースト食よりもう少し形があるものなら食欲が出そう、コーラやお菓子などたまにはおやつが欲しい、ラジオを自分で管理したいので電池を定期的に買ってほしい、浣腸ではなく自分の力で排便したい、機械トレーニングができるデイサービスに行ってみたいなど、さまざまな意見をいただきました。筆談や身振り手振りも加え、なかなか私たちが汲み取れなくても根気よく表現してくださるようになりました。主治医と相談し、できる限りご本人の意見を反映したケアを実践しました。その後暴力的な行為は一度もなく、時に新入職員が介助方法を間違えたりすると険しい表情となり腕を振り払う事はありましたが、正しい方法に改めればそのような反応もなくなりました。2度目の退院から2年で成さんの体重は45kgとなり、施設内を車椅子自走で自由に動く体力が付きました。しかし、3年目の秋から、腎臓がんの進行が始まり、また少しずつ

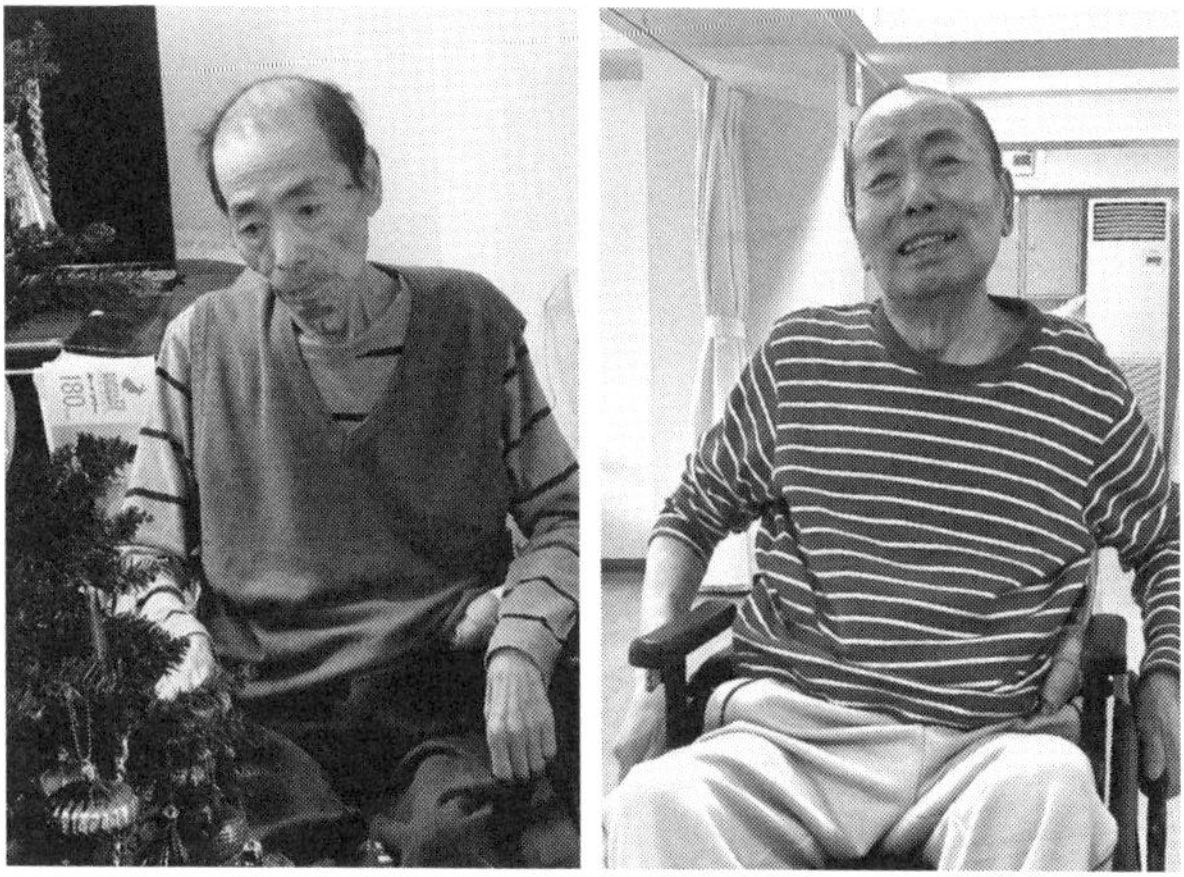

入居したばかりの成さん（左）と入居２年後の成さん（右）

衰弱が進行し、翌年の春に旅立たれました。

血縁の支援に乏しく孤独のなか多くの病にかかり、数々の病院や施設を渡り歩くうち貧困に喘ぎ、当社に辿り着いたときには一切の資産を失っていた成さん。骸骨のようなひどい痩せ方と、魂が抜け落ちたような虚ろなまなざし。そこから見事になはちがるのケアに応えて、生命力の復活を見せてくれた成さんには尊敬と、感謝の気持ちが尽きません。

つらいことの多い晩年だったと思いますが、なはちがるで暮らした3年間は、成さんにとって本当に生きた時間であったと思いたいです。

こうした思い出を積み重ねて、次に出会う

人にも最善を尽くそう、限られた時間であってももう一花咲かせてもらおうとまた頑張っていけるのです。

［第5章］

迫りくる2025年・2040年問題に向けて――訪問看護師一人ひとりが日本の地域医療を先導する未来へ

ナイチンゲールが予見していた地域看護の必然性

近代看護の祖、ナイチンゲールは晩年、「病人の看護と健康を守る看護」という論文を発表しました。その中で「病院というものは、あくまでも文明の発達における一つの中間段階にすぎず、実際どんなことがあっても全ての病人を受け入れてよいという性質のものではない」と述べています。そして「すべての母親が健康を守る看護婦となり、貧しい病人はすべて自宅に地域看護婦を迎え入れる、その日が来るのを待ちましょう」と繋いでいます。

また、別の著書「病院覚え書」では「内科的外科的治療処置が絶対に必要である時期が過ぎたならば、いかなる患者も1日たりとも長く病院にとどまるべきではない」「致命的な病気の多数は病院内で作られる」と述べています。当時の社会環境や、医療のクオリティの違いを考慮に入れても、まさにその通り!!と叫びたくなるような鋭い指摘にあふれています。

看護の仕事を続けて37年、看護のかの字も語れなかった不出来な新人時代を経て、自分の中に仕事の意味を見つけ、打ち込んできた最中にもそれほどナイチンゲールを意識したことはありませんでした。でも、自分で看護事業を起こしてからは折に触れ、学校で習ったナイチンゲールの言葉、思想、業績を思い出すことが多くなり、今一度その著作にあたり、自分の行動の意味を確かめるということを繰り返しています。自分では考えに考えて新しい試みと思ってやっていることも、結局は既にナイチンゲールがそうすべきと論じていることが多く、看護を突き詰めよう、極めようと努力するほど、ナイチンゲールの思想に原点回帰していくという、私にとってはうれしいような、気が遠くなるような、不思議な感覚を味わっています。

前述したナイチンゲールの著作は今から約130～160年前に発表されたものです。当時からナイチンゲールは、病院は健康の回復・維持・増進にとって最善の場ではないと説いています。看護の基本は「家庭」にあり、地域の人々の暮らしの現場に密着して、健康を整えるための教育、支援を提供し、人々が自ら健康に近づいていける社会を理想としていたのです。

ところが今の日本では、ナイチンゲールが目指すべき看護の姿と語った訪問看護は、その役割を十分に発揮しているでしょうか。残念ながら、ナイチンゲール没後113年が経った今でも、訪問看護が十分に発展を遂げているとは思えません。

私は現代の地域に訪問看護を提供する事業の経営者として、ナイチンゲールに心から申し訳ないと謝罪したい思いです。団塊の世代が全て後期高齢者になる2025年はもう目の前です。その次にはすぐに高齢化がピークとなる2040年がやってきます。それまでに日本の訪問看護はもっと成熟して、地域に十分なケアが行き渡るようになるかといえば疑問が残ります。だって看護師の7割はいまだ病院の中にいるんですから。

訪問看護はSDGsにもかなっている

昨今は「持続可能な開発目標（Sustainable Development Goals：SDGs）」という言葉が盛んに使われるようになりました。SDGsとは、人類がこの地球で暮らし続けていくために達成すべき目標のことです。このスローガンの下に貧困や飢餓、健康と福祉など17の領域について達成目標が定められています。

私は在宅医療・看護が発展すれば、SDGsに貢献することになると考えています。病院は患者がただ1日ベッドに寝ているだけで、多額の医療費を消費します。それなのに多数を占める慢性疾患患者や高齢患者が地域に帰れる治療・ケアを提供していないのであれば、途方もない医療費の無駄遣いです。回復期リハビリだ療養病棟だと場所を変えてみても、結果を出さずその場しのぎのたらいまわしをしている間、ずっと医療費は消費され続けます。これでは社会保障費が未来永劫持続できるとは思えません。

最も重要なことは、地域に暮らす人々の健康状態を細やかに見守り、必要があればすぐ住まいの中に支援を提供し重度化＝病院送りを未然に防いでいくことだと考えます。そこに大きく役割を果たすのは訪問看護師であると思います。1人でも多くの看護師が地域へ出てくることで、住民個々の健康障害リスクが掬い上げられ、やがては地域全体の健康レベルが底上げされる未来を築いていくことが大切ではないでしょうか。長い目で見ればそれが社会保障費の有効活用と言えるのではないでしょうか。軽症者を地域でケアする体制がもっと整えば、同時に病院は重症者の治療に専念することができて、医療資源を守ることにも繋がります。

患者数の増加から社会問題ともいえる、うつ病についても訪問看護が必要とされています。2018年版厚生労働白書によれば、躁うつ病を含む気分障害の患者は約127万人で、1996年の約43万人から約3倍に増えました。うつ病は、短期間の治療や入院によってすぐに治る病気ではありません。長期にわたる薬物療法、認知行動療法などを続け、悪化と寛解を繰り返しながら、薄皮がはがれるように少しずつ回復していく病気です。その間の生活の見守りや精神的支援も持続的に必要とします。

そのような方々を長く地域で支えていくためには、訪問看護師の数がもっと必要ですし、さらに言えば若い看護師の力も必要です。訪問看護師の高齢化も進んでいるので、長期にわたる支援が想定される地域療養者にとっては深刻な事態です。もう一昔前のように「訪問看護は病院経験豊富なベテランが就く仕事」などという妄言が許される時代ではないのです。また、看護は技術だけの仕事ではありません。うつ病に苦しむ療養者にとって、若年の看護師が純粋な気持ちで真剣に傾聴することが、何よりの癒やしとなることもあるのです。

なはちがるを中心に徹底した教育体制を整備

看護師が一人前になる過程では、注射や点滴、気管吸引、創傷処置などいくつもの医療処置を正しく安全に行う技術を身につける必要があります。訪問看護でもその技術を実施する場面はありますが、病院に比べれば実施数は少ないといえるでしょう。基本的には疾患の慢性期にある方々が対象ですから、前述のような医療処置は突発的に必要が生じるケースが多いのです。例えば急な感染症で、高熱が出て脱水症状も起こしているが、老老介護で通院は困難であり、訪問診療医が訪問看護で点滴を行うよう指示する場合などがあります。こうした訪問看護の特徴を踏まえて、新卒を雇用するのは、日頃の実地訓練の機会がないので難しいのではないかと考えられてきました。しかし当社では段階を踏んで、新卒が医療処置を訓練できるように教育体制を整えています。

その教育を支えるのが自社老人ホームなはちがるです。入居者は、ＩＶＨや末梢点滴、気管吸引、経管栄養、人工肛門、膀胱留置カテーテルなどの医療処置を必要とする方々です。ここで訓練を始めることで一通りの医療処置を学び、技術を身につけることが可能なのです。指導はマンツーマンで手取り足取り何度でも教えます。最初は「できるようになる気がしない」と弱音を吐く新人も、反復訓練により必ずできるようになります。

どんなに時間がかかっても、地域を支える看護師を養成することは私の使命であり、そのために必要な投資だと心得ています。社員の皆さんも、自分たちが先輩としてできることは売り上げを立てて新人が独り立ちするまでを支えること！という気概で頑張ってくれています。だから安心して入社し、じっくり育っていってくれたら良いのです。

施設看護で修業を積んで自信がついたら訪問デビューです。このときも当然のことながら、いきなり1人で訪問することはありません。先輩に付いて訪問し、最初はひたすら見学です。少しずつできるところから一緒に手を出して、自転車の補助輪を段階的に外すように覚えていきます。慣れてきたら先輩が見守るけれど口は出さない中で、1人で主体的に取り組みます。こうして6段階ほどのステップを踏んでから、初めて独り立ちするのです。

また、独り立ちしてからも決して1人で責任を負うということはありません。未経験のことが起こった時や、判断に困った時は1人に1台業務用携帯を持たせているので、その場で先輩に電話相談をして良いのです。iPadも1人1台貸与しているので、褥瘡の写真などを送ってアドバイスを受けることもできます。熟練の看護師でも判断に迷うことは度々あり、スタッフ同士電話で相談をしたり、所長に指導を求めたり、前回訪問した看護師に状況を確認したりしながら確実な仕事を心がけています。ですから新人看護師こそ、どんどん相談して不安なく仕事を進めていってほしいと思います。

本当に「新卒看護師は病院に行くべき」なのだろうか？

病院への就職を目指す方は大概、診療科（内科、外科、精神科など）や発達段階（小児、成人、老年など）、病期（救命、回復期、終末期など）の別で興味のあるフィールドに進まれていると思います。色々お考えはあると思いますが、看護の基本は皆同じであり、在宅看護には全ての要素が含まれています。大切なのは、看護に何ができるのかを正しく理解すること。そのうえで自分はどのような看護のチカラを発揮したいかを考えて選ぶことだと思います。

また、新卒看護師は病院に勤めなければ一通りの仕事が身につかないなどと言う人は、看護の本質を見誤っていると思います。逆に、もしも最初に訪問看護を経験してから病院に就職する看護師が増えたなら、私は病院の看護がもっと質の高いものになると考えています。

人が生活する場に出向いて看護を行うと、初めから対象を全人的にとらえる視座が身につきます。そう意識しようとしまいと、ひとたびその空間に入り込むと、その人を形作る膨大な情報が目に耳に雪崩れ込んでくるのです。チャイムを鳴らすところから庭の様子、玄関に置かれている靴の種類、居間の調度や装飾、整頓具合、家族写真、テーブルに置いてある雑誌、ご本人の声音、所作、室内の動線など挙げればきりがないほどその人の個性が浮かび上がってきます。このような雰囲気、暮らし向きの、この方が抱えている健康上の課題について、一緒に考えていきたいという思い入れと構えが、自動的に看護師の中に湧き上がる構造になっているのです。

構造というのは、看護師を養成する教育に端を発します。そこで私たちは「病気を診るのではなく病気で困っている患者さん本人に目を向ける」と教えられます。病気によって患者さんにどのような苦痛がもたらされているのか、また生活にどのような支障が出ているのかということを手と目と頭を使って解明し、援助を提供していくのだと。それは患者さんの個性や日常をよく知り、その人にとって最も必要で効果的な援助を提供するということです。更にそれは患者さんと共に行っていくのだと学びます。そう学んでいる看護師にとって、「住まい」という場は患者さんをよく知るヒントがたくさんちりばめられた情報の宝庫です。更には、まだよく知らない相手のお宅にお邪魔するという当たり前の緊張感をもって関係づくりに注意を払います。失礼のないようにマナーに気を付けて、まずは人として出会い、悪印象を与えないように気を遣います。名刺をお渡ししてご挨拶し、自己紹介をして、アイスブレイクに「急に訪問看護なんて紹介されて、びっくりしませんでしたか?」などと現在の心境を尋ねたりします。同じ生活者として一般常識の中で関係性を構築し、相手のフィールドで受け入れてもらってから看護が始まるのです。そうして関係の構築に努力したあかつきに、患者さんと共に必要なケアを考えていくという流れが自然と出来上がります。

このように、受けた教育に忠実に看護実践が行われれば、看護の効果が発揮されやすい構造の訪問看護は、新卒教育にうってつけの場ではないでしょうか。

これが、看護師としてのスタートが病院である場合、違った方向性に進みます。「病気を診るのではなく病気で困っている患者さん本人に目を向ける」という教育が、活かされにくい構造になっているからです。

最低限の身の回り品をバッグに詰めて、さまざまな背景をもつ患者さんが、不安の中入院病棟にやってきます。看護師は自分の名札をしっかり見せて、自己紹介をしてから、患者さんの緊張をほぐす会話など行うでしょうか。大抵は挨拶もそこそこに、すぐに病室を案内して、病衣に着替えを促して、病棟の案内、日課の説明をしてから、術前準備などと診療の補助業務をよどみなくこなしていくのではないでしょうか。病院の業務量は膨大なので当然の流れです。しかし病棟看護師にとって、病衣を着て手首にＩＤベルトを巻いて、個性がそぎ落とされたその人に「40代専業主婦で膵臓がん手術を控える患者Ａ」という認識以上の感情が生まれるでしょうか。本当に看護のチカラが発揮されるのは、医学的な知識を持ちつつも、アナムネーゼの心理・社会面がぎっしり書き込まれるような対話ができてからです。その結果患者Ａが「高校受験を控える娘と不登校の息子の世話に追われる母であり、残業の多いハードワークの夫を支えつつ一家を切り盛りする日常に、一刻も早く病気を克服して戻ろうとしている山田さん」に変わります。個人が抱える不安や焦りの背景を共有して、共に手術に臨もうとする看護師と、それを共有せずに医療側のルーティンワークをこなす看護師。術前から術後の回復過程を歩む患者さんが受ける看護の質は同じでしょうか。患者さんの安心感や闘病意欲にどちらが貢献できるでしょうか。答えは明白だと思います。

だから私は、「病気を診るのではなく病気で困っている患者さん本人に目を向ける」基本がしっかり身につく訪問看護を経由して病院看護に臨む看護師が増えたら、きっと病院看護の質が向上すると確信しているのです。

自らの経験を語った新卒看護師のプレゼンが反響

このような考えのもと、看護事業を運営する当社は、創業時から新卒看護師にも訪問看護を就職の選択肢に加えてほしいとさまざまな活動を続けてきました。ここ数年は大手人材・広告企業が主催する合同就職説明会にも参加しています。こうした説明会は、一般的には大手の有名病院が軒を並べる場所です。全道から70施設を超す名だたる有名病院が参加するなか、当社は訪問看護ステーションの参加第一号となりました。

また、こうした企画にはプロジェクト会議から若手看護師の主体的な参加を促し、説明会の晴れ舞台では主役として活躍してもらいます。当社には、ほぼ新卒で入った看護師「フーカさん」がいるので、彼女を中心に、説明会の場に臨みます。「新卒訪問看護師アリ!!」に説得力を持たせる有効な戦略と考えているので、ベテランに負けず劣らず貴重な人材です。

北海道には看護大学在宅看護分野の教諭などで結成される「新人訪問看護師を応援する会」という団体があるのですが、そこで定期的に開催される「新人訪問ナース応援フォーラム君こそスターだ」（通称スタタン）という集会に、フーカさんの体験を話してほしいとご依頼を受けました。「フーカの体験と思いをぶちかましたれ！　何を言っても書いてもヨシ！　一切干渉しないから自由にやっといで!!」と発表を後押ししました。私は一ファンとして聴講しました。

フーカは「落ちこぼれだった私が、訪問看護師になってみた」という、かなり攻めたテーマを持ってきて、でもその内容は素晴らしいものでした。

もともと彼女は総合病院に入職したものの馴染めずに、1年未満で退職しました。看護師としてキャリアを再構築しようとした時に、どうせなら学生時代から本当は進みたいと思っていた在宅看護の世界に飛び込んでみようと決心し、当社を選んだのです。

入職当初、真面目で正直な働きぶりに好感を持ちましたが、どちらかというと不器用でマルチタスクが苦手な彼女をどう育成するか悩みました。とにかく平均的なテクニックとスピードさえ身につけば、他の才能が活かされやすくなり自動的に成長のエンジンが回りだすと見込み、自社老人ホームなはちがるにおいて徹底的な実践回数で鍛え上げました。絶対にできるようにすると約束したのでこちらも本気です。激しく指導し時にはやりきれず泣き出すこともありました。それでもやはり、やり遂げる力は初めからフーカの中にあったのです。

今となっては医療処置も日常生活援助も難なくこなし、特にサクションなどは他のナースが難儀する入りにくい患者さんにも速やかにチューブ挿入ができ、処置を受けた患者さんから「あんた上手だね」と褒められることもあるそうです。一日5件の訪問看護の傍ら、係活動や外部への実践報告なども手掛け、八面六臂の活躍をしています。

こうしたフーカの経験に基づく等身大のプレゼンに触発され、当社のインターンシップに参加した学生の中から、ついに来春新卒で就職してくれる2人が誕生しました。ほかにも「ナースエナジー茶話会」といった少人数で紅茶とケーキを楽しみながら、訪問看護について何を聞いても話しても良い、自由なおしゃべりの場を設けています。こうした取り組みのなかで、新卒、若手が入職後すぐに中心メンバーとして個性を発揮できるのも、当社の魅力ではないかと思っています。

私がこれからの訪問看護ステーションに必要だと思うこと

私が今後さらに取り組んでいきたいと考えていることは、訪問看護ステーション同士の協働です。ここ10年ほど訪問看護ステーション数は増加傾向にありますが、約半数は従業員数5人以下の小規模ステーションです。そして訪問看護師の総数としては決して大きく伸びているわけではない現状を鑑みると、高い志を持って訪問看護事業を始める人の数は増えていても、決して全ての人が事業を継続できているわけではないという現実が見えてきます。

大抵の訪問看護ステーションは最低基準の看護師2・5人から事業を開始します。ハードな訪問をこなしながら売り上げを立て、少しずつ人員を増やしていく過程ではどうしても在職者に大きな負担がかかります。どの事業所もその期間を乗り越えて順風満帆に人員拡大し、事業が安定していければよいのですが現実にはあらゆる困難に直面します。1人が病欠したら他の職員が持ちこたえられなくなった、休みが取れず家庭が立ち行かなくなった、思いどおりに看護師の応募が来ず新規受け入れができないうちに一気に顧客数が減少してしまった、などなど挙げればきりがないほど多くの危機に見舞われます。そして毎年一定数の事業所が廃止届を出しています。とてももったいないことだと思うのです。

訪問看護師数を増やすのは絶対に達成したい課題ですが、訪問看護制度創設から三十余年未だ看護師の就業場所が7割病院・診療所という現実を見ると、達成には今しばらくの猶予が必要と考えられます。その間も前述のように貴重な看護資源の喪失はあるわけで、今すぐの対処としては、小規模の事業所同士が支え合っていくことではないかと思うのです。

実際に、制度上も訪問看護ステーション同士の協働を促す仕組みがつくられています。

医療保険を使った訪問看護では、1人の利用者が2カ所の訪問看護ステーションを利用できるための条件が定められています。さらにこの条件を満たす対象者に週7日の訪問看護を提供する必要が看護計画に明記されていれば、3カ所のステーションで担当することが可能です。

この制度を使って、複数のステーションが連携しているケースは、私の周りではまだ少ないという印象です。しかし、当社では積極的に制度を活用して他のステーションと連携しています。がん末期で看取りが近い方などには、緊急訪問や1日複数回の訪問がどうしても必要になっていきます。当然土日、祝日も同様です。療養者・家族にとっては手厚い支援体制があってこそ可能な在宅看取りですし、事業所側にとっても先に挙げた危機状態を回避する手段となり得ます。負担をシェアすることが今後、小規模事業所存続のカギになると思うのです。

この連携には別の意義もあって、お互いの事業所が持つスキルやノウハウを知り、自社の看護の質を問い直す機会にもなるのです。療養者に必要な看護を共有する過程で、話し合いや同行訪問などを重ねるうち、自分たちが知らなかった技術を教えてもらったり、逆に相手方が誤った制度の解釈をしているのに気づき、お伝えしたりすることがあります。相手から学び、自社を客観視し、改善点に気づくことができるのです。これは、わりと自社の個性や業績にこだわっていた私にとって、意識の変革をもたらしました。会社が違っても看護なら協働できるという発見と、知識の共有、新規獲得の余裕ができ、どちらも損しないということです。

業界内にもさまざまな考えがあり、有力法人による訪問看護事業寡占化の予測や、行政の介入による小規模事業所の乱立規制などを唱える方もあるようです。しかし私は全国津々浦々に、地域を支えようとするナースが生まれ、その土地・人ならではの看護基地が次々と建っていく未来を夢見ます。夢なのでふんわりとした話で恐縮ですが、自立した看護基地同士が、相談したり、協働したり、期間限定で一つの組織となることもあるかもしれません。看護という共通言語と、洗練されたコミュニケーション能力があれば、そんな有機的な共同体のあり方も不可能ではないんじゃないかと思ったりするのです。

過疎地に訪問看護ステーションという次なる目標

前述した夢に近づくために、北海道内の過疎地にまずは1カ所、訪問看護ステーションを作りたいと思っています。北海道は本当に広域で、山林の占める割合が多く、鉄道が廃線になった地方はどんどん人口が減っています。限界集落寸前になっている地域も少なくありません。札幌市だけは毎年転入超過が続いていますが、医療や介護資源を求めて、地方での暮らしが限界となった高齢者、病者が札幌市に移り住んでいるものと思われます。

公的な援助がなければ、人の少ない地域で病院の維持・運営を行っていくことは実質不可能だと思います。しかし次々に病院が撤退するとしたら、その地域の健康を支える人はいなくなってしまいます。

誰にも頼まれていませんが、時間があればマイカーで「過疎地パトロール」をやっています。自分の生まれ故郷に墓参りに行くたびに寂れていく町が気になって、他の地域はどうなんだろうと道内各地を回るようになりました。

廃屋だと思ったら、窓辺に置かれた鉢植えに住人の存在を確認し、どきっとすることがあります。ボロボロになった炭鉱住宅のドアに「自分で出ていけないので用事があれば入ってきて」と張り紙がしてあるのを目にしたこともあります。でもそのドアは雪で半分埋もれたまま、誰も訪ねてきた形跡がないのです。誰がこの人たちの暮らしを支えているのだろうと不安な気持ちにさせられます。

それでもその土地に愛着があり、そこで暮らし続けたい人たちはいるのです。社会資源の多寡で生き方や終い方が制約されてしまうのはとても悲しいことです。過疎地に医師を招聘するのは困難でも、その地域に暮らし、地域の役に立ちたいと考える看護師が常勤換算で2・5人集まることは実現性が高いのではないでしょうか。そうして訪問看護ステーションが誕生すれば、遠隔で医師からの指示を受け、地域の人々の健康管理を請け負う強力な味方になれると思うのです。2・5人でカバーできる人口、エリアに限界はありますが、一つ先行事例が動き出せば、仲間が増える可能性もあります。隣接する市町村同士でカバーし合うというのもアリかと思います。今は夢想の域を出ませんが、実現に向けて行動する予定です。そこに参画してくれる仲間が、病院志向の看護師のなかから出てきてくれることを更に夢想しています。

訪問看護師という幸せな仕事を多くの人に知ってほしい

起業から、あっという間に12年の月日が経ちました。今、私の中で大きな課題となっているのは事業承継です。事業運営を通して、近隣住民の健康に貢献してきた実感はありますが、未来の更なる高齢化、労働人口減少に際して、今やるべきことを考えるようになりました。孤独死、多死社会の到来に向けて、困った時にはあそこに相談すればいいと住民が頼りにする、地域に根を張り続ける看護基地を残していきたいのです。

できれば、自組織内からスピリットを受け継ぐ看護職の承継者が現れてほしいと願っています。しかしそれが叶わなかったとしても、長く続く事業所を残していくということが大切だと思っています。看護の知識、技術、態度にしても、看護事業経営のノウハウにしても、長い蓄積があってこそ、未来のさまざまな困難に対峙していけるチカラになると思うからです。遠からず必要になる事業承継を視野に入れつつ、今はとにかく1人でも多くの看護師に、地域で活躍してほしいと願って訪問看護の普及・啓発活動を続けているところです。

看護というのは本当に幸せな仕事です。人は何かの、誰かの役に立つことを希求する生き物なのだと思います。学び、努力し、心を尽くせば、必ず人の役に立てる看護の仕事は最強です。なかでもその実感を強く味わえるのが訪問看護という領域です。37年目も至福のうちに仕事を続ける私は、この喜びを1人でも多くの看護師に共有してほしいと願っています。

おわりに

1カ月ほど前からこのあとがきを書いている現在まで、私の身の回りにはさまざまな出来事が起こりました。自社施設で初めてのコロナ感染が起こり、あっという間に職員も含むクラスターとなりました。自身も感染し高熱に苛まれながら、欠員分を補うべく施設の感染者の看護にあたるというなかなかハードな体験をしました。感染が収束し、ほっと一息ついたら夫まさしに肺がんが見つかりました。現在手術に向けてモーレツ生活指導中です。時期を同じくして大切な友人からの相談を受け、行きがかり上新規事業を立ち上げることになり、開業を目指して超速準備中です。そして現在在籍している大学院の修士論文提出を控え、悶絶執筆中です。

事業経営には困難がつきもので、いつも私は力一杯全力投球のいっぱいいっぱいです。それでも幸せを感じられるのは看護愛かなり強めで、その看護に関わる仕事しかしていないからだと思います。自分が好きなこと、得意なことで食べていけるって本当に幸せです。

この本で伝えたかったことは、看護を必要としている人や地域に、もれなく看護を供給していこうよ!!ってことです。一番伝えたいのは全体の7割がかたまっている病院の看護師さん。あなたの力が病院の外に必要です。そして次世代の看護起業家と成りえる看護学生さんには、一緒に社会課題に挑もう!! 最初から在宅アリだよ!! 若き経営者もアリだよ!!と言いたかったのです。

私は自分を「看護バカ一代」と表現し、自分の看護道を追求することに喜びを感じていました。しかし看護で事業を起こし、組織を率いる立場となって、悩み苦しみ、さまざまな師に学び、一周回ってナイチンゲールの思想に立ち返り、気づいたのです。「繋ぐ」ことが大切なのだと。だって、150年以上も前にナイチンゲールが基盤を作ってくれた看護の世界に、現代を生きる私がこんなにも没入できているんですから。強い信念は時空を超えて人を突き動かすと気づいちゃったんです。感謝して看護のチカラを未来に繋がなけりゃあいけません!!

ちょっと格好をつけて、最後はナイチンゲール風にキメさせてください。

看護の道を志したその日から、私たちは皆ナイチンゲールの子孫です。看護に生き続ける私たちは使命を果たしながら、時に助け合いながら、未来へと繋ぐ看護を創りあげていこうではありませんか!!

この本を手に取っていただき、ありがとうございます。

亀井紗織（かめい さおり）

1966年北海道三笠市生まれ。1996年北海道立衛生学院卒業。看護師免許取得。病院勤務のかたわら私立明星大学に進学し教育学、心理学を学ぶ。札幌市内の病院で経験を積むなか、2001年介護支援専門員資格を取得し民間の介護会社へ転職。居宅介護支援事業所（ケアマネ）管理者。訪問看護事業新規立ち上げなどに従事。2012年に株式会社ナースエナジーを立ち上げ、同年、指定訪問看護事業所「灯－あかり－訪問看護」を開設。2014年住宅型有料老人ホーム「看病付き宿舎なはちがる」を開設。起業当初より教育関連事業に注力しており看護学生の臨地実習の受け入れを開始。現在は看護専門学校、看護大学等計5校に学びの場を提供している。また、非常勤講師として看護専門学校や看護系大学院の授業を担当している。病院からの依頼で地域連携、退院支援などをテーマに現任教育にも携わっている。

2022年より事業経営の知識を深めるため社会構想大学院大学に入学し在学中。現在月間訪問看護件数は1000件を超え、1人でも多くの地域療養者を支援するため、日々市内中を駆け巡っている。

本書についての
ご意見・ご感想はコチラ

飛び出せナース！

二〇二四年一月一八日　第一刷発行

著　者　亀井紗織
発行人　久保田貴幸
発行元　株式会社　幻冬舎メディアコンサルティング
〒一五一-〇〇五一　東京都渋谷区千駄ヶ谷四-九-七
電話　〇三-五四一一-六四四〇（編集）
発売元　株式会社　幻冬舎
〒一五一-〇〇五一　東京都渋谷区千駄ヶ谷四-九-七
電話　〇三-五四一一-六二二二（営業）
印刷・製本　中央精版印刷株式会社
装　丁　弓田和則

検印廃止

Printed in Japan　ISBN 978-4-344-94737-5 C0047
幻冬舎メディアコンサルティングＨＰ　https://www.gentosha-mc.com/